运动康复干预与全面健身运动处方研究

顾亚婷 著

新华出版社

图书在版编目(CIP)数据

运动康复干预与全面健身运动处方研究 / 顾亚婷著
. --北京：新华出版社，2019.2
　　ISBN 978-7-5166-3889-7

Ⅰ. ①运… Ⅱ. ①顾… Ⅲ. ①运动医学－康复训练－研究②健身运动－研究　Ⅳ. ①R49②G883

中国版本图书馆 CIP 数据核字(2019)第 030284 号

运动康复干预与全面健身运动处方研究

作　　者	顾亚婷
责任编辑	王　婷

出版发行：新华出版社
地　　址：北京石景山区京原路 8 号　　邮　　编：100040
网　　址：http://www.xinhuapub.com　　http://press.xinhuanet.com
经　　销：新华书店
购书热线：010－63077122　　中国新闻书店购书热线：010－63072012

照　　排：北京静心苑文化发展有限公司
印　　刷：北京亚吉飞数码科技有限公司

成品尺寸：170mm×240mm　1/16
印　张：17.25　　　　　　　　　　字　数：224 千字
版　次：2019 年 7 月第一版　　　　印　次：2024 年 9 月第二次印刷

书　　号：ISBN 978-7-5166-3889-7
定　　价：68.00 元

图书如有印装问题请联系：010－82951011

前　言

随着现代社会各领域的不断发展，人们的健康理念有了明显的进步，人们渴望从非健康的状态中脱离出来，回归到正常的生活中，因此对康复医学有了更多的需要，正因如此，康复医学也获得了良好的发展契机和广阔的应用前景。运动康复的主要形式是运动，康复的过程主要是进行一些身体力行的体育活动，以此达到预防、治疗疾病和加快身体康复的目的。随着运动康复体系的不断完善，其逐渐成为医学科学中的新兴学科和康复医学中的重要组成部分，并在预防医学、临床医学和康复治疗中占有重要地位。运动康复既可以强身健体，又具有身体康复作用；既可以预防疾病，又可以治疗疾病；既适合年长体弱者，又适合恢复期患者，因此得到了广泛的重视。加强对运动康复的研究，对增进人的健康，维护社会稳定具有积极的意义。

健康包括生理、心理、社会适应性、道德等各个方面，要实现全面健康必须加强全面的健身锻炼，这就需要以当前人们的体质和生存质量为依据，结合不同群体的运动适应能力和运动锻炼目的，制定科学实用、安全有效的运动处方，利用运动处方的干预减缓体质下降问题，以此来实现康复目标，增进健康，提高人们生活质量。基于上述分析，特撰写《运动康复干预与全面健身运动处方研究》一书，以期提供科学指导。

本书共有八章内容，第一章与第二章重点分析运动康复与全面健身的基础理论。第一章是运动康复与全面健身概述，主要包括健康与健康促进、运动保健与康复、运动促进全面健康价值等内容。第二章是运动康复与全面健身的相关要素，重点分析了运动与环境、运动与营养、运动与卫生、运动与生活方式以及运动与个体行为的关系。第三章与第四章主要对全面健身运动处方进行研究,第三章探讨了全面健身运动处方的系统制定,包括运动处方概述、体格检查、健康自我测评、运动处方的科学制定、实施与评价等内容。第四章重点研究全面健身运动处方的实施保障,主要内容有自我医务监督、运动疲劳恢复和运动伤病处理。第五章至第七章着重探讨运动康复和全面健身的常见方法与手段,分别研究了基础运动、传统体育运动和大众体育运动的健身方法。最后一章主要对特殊群体的运动康复与健身处方进行研究,涉及糖尿病人群、高血压人群、冠心病人群和残疾人群。

本书以健康理论为重要基础,以健康促进和康复为出发点和最终目标,对运动康复和全面健身处方的理论与实践进行了全面且深入地研究,具有指导思想明确、结构合理清晰、内容丰富全面、理论与实践并重等特点。希望本书能够为从事体育锻炼的不同群体提供有价值的指导,帮助他们实现康复目标和提高健康水平的目标。

本书在撰写过程中,借鉴了许多专家、学者的研究成果和观点,在此表示诚挚的谢意。另外,由于时间和精力有限,书中难免有不妥之处,敬请读者谅解并指正。

作　者
2019 年 1 月

目 录

第一章 运动康复与全面健身概述 …………………………… 1
  第一节 健康与健康促进 ………………………………………… 1
  第二节 运动保健与康复 ………………………………………… 11
  第三节 运动促进全面健康价值解析 …………………………… 18

第二章 运动康复与全面健身的相关要素 ………………… 32
  第一节 运动与环境 ……………………………………………… 32
  第二节 运动与营养 ……………………………………………… 43
  第三节 运动与卫生 ……………………………………………… 53
  第四节 运动与生活方式 ………………………………………… 60
  第五节 运动与个体行为 ………………………………………… 62

第三章 全面健身运动处方的系统制定 …………………… 65
  第一节 运动处方概述 …………………………………………… 65
  第二节 体格检查 ………………………………………………… 71
  第三节 健康自我测评 …………………………………………… 75
  第四节 运动处方的科学制定 …………………………………… 84
  第五节 运动处方的实施与评价 ………………………………… 90

第四章 全面健身运动处方的实施保障 …………………… 97
  第一节 自我医务监督 …………………………………………… 97
  第二节 运动性疲劳恢复 ………………………………………… 104
  第三节 运动伤病处理 …………………………………………… 115

第五章 基础运动康复干预与全面健身实现 ……………… 127
  第一节 健身走跑 ………………………………………………… 127
  第二节 跳跃健身 ………………………………………………… 133

第三节　投掷健身 …………………………………… 144
　　第四节　形体训练与矫正 …………………………… 153

第六章　传统体育运动康复干预与全面健身实现 ……… 162
　　第一节　武术基础 …………………………………… 162
　　第二节　太极拳 ……………………………………… 175
　　第三节　养生气功 …………………………………… 190

第七章　大众体育运动康复干预与全面健身实现 ……… 201
　　第一节　游泳 ………………………………………… 201
　　第二节　健美操 ……………………………………… 213
　　第三节　球类运动 …………………………………… 227

第八章　特殊人群运动康复干预与全面健身实现 ……… 237
　　第一节　糖尿病人群运动康复与健身 ……………… 237
　　第二节　高血压人群运动康复与健身 ……………… 247
　　第三节　冠心病人群运动康复与健身 ……………… 252
　　第四节　残疾人群运动康复与健身 ………………… 255

参考文献 …………………………………………………… 263

第一章 运动康复与全面健身概述

科学研究和大量实践都已经证明了运动对人的健康具有全面的促进作用,这不仅体现在增进正常人的健康方面,还体现在促进患者的康复方面。本章主要就运动康复与全面健身的基本知识进行阐述与分析,主要内容包括健康与健康促进、运动保健与康复以及运动促进全面健康的价值解析。

第一节 健康与健康促进

一、健康

(一)健康的概念

健康是一个动态的概念。随着社会的进步,经济和科技的不断发展,生产力水平的提高,物质生活逐渐丰富,人类对健康内涵和外延的认识也在不断深化。社会发展,使得人类正逐渐从体力劳动与大自然的直接接触中"脱离"出来,生活方式正在逐渐被现代的交通工具、先进的通信工具和丰富的食物结构所"置换",以至于出现相当数量运动不足和营养过剩的人群。人类正在逐渐为激烈的社会竞争和巨大的社会压力所笼罩,以至于引发诸多精神紧张和心灵扭曲的病症。诸如此类的现象比比皆是,它们都考验着人类的健康程度,并可能引发人类"现代文明病"。由此也使得人类对健康的认识和追求显得更加迫切和强烈。

从古至今，人们对健康的解释都有不同。

在古代，受生产力认识水平的限制，人们认为生命是神所赐，健康由神主宰，疾病和灾难是天谴神罚，保护健康、治疗疾病、预防灾难主要靠祈求神灵保护。医巫相杂，既忽视自然因素，又看不到人的因素，具有唯心、迷信思想。

随着生产力的发展，人类对生命的认识有了提高，开始把人和自然联系起来。公元前571—433年，毕达哥拉斯认为："生命是由土、气、水、火四元素组成，这些元素平衡即健康。"古希腊医生希波克拉底认为，健康是指身体内四种体液——血液、黏液、黑胆汁、黄胆汁的平衡。病因不是鬼神，而是人体体液不平衡，并且可以通过调节饮食、使用药物及其他方法来恢复平衡，治疗疾病。

16世纪中叶，自然科学有了明显进步，许多生物学家和医学家分类研究了人体结构和各种生命现象。这种以生物机体和机体生物性为研究着眼点，以人的躯体结构和功能完好作为健康唯一标志的模式，就是生物医学模式。事实上，生物医学模式的产生和发展对医学发展与进步起了巨大作用，但对健康的认识却有一定片面性。因为这种生物医学模式只看到人的生物性，常将人体结构及功能完好程度作为衡量健康的标准，而忽视了心理和社会因素的作用，将健康单纯地理解为"无病、无伤、无残"，这种"无病即健康"的狭隘健康观，在相当长时间里垄断着人们的思维领域。

18—19世纪，由于发生了产业革命，人口集中于城市，流动性加大，生活环境恶化，流行病不断扩散，公共事业活跃。人们发现，由理化、生物刺激所致的疫源疾病死亡率已退居次要地位，而与心理社会因素有密切关系，特别是同环境因素有密切关系的高血压、癌症、溃疡、精神病等疾病明显增加，死亡率升高。

1948年，世界卫生组织（WHO）在其宪章中给健康的定义："健康不仅仅是没有疾病和衰弱的状态，而是一种在身体上、精神上和社会上的完满状态"。1970年，美国学者恩格乐（G. L Engle）首先提出了生物模式应转向生物—心理—社会医学模式。这一模式概括了影响人类健康的各类因素,突出了社会、心理因素导致疾病的作用,使人们在根本上对疾病和健康的认识有了变化。

后来美国专家鲍尔和霍尔提出了比较完善的健康定义:"健康是人们在身体、心情、精神方面都自觉良好、活力充沛的一种状态,其基础在于机体一切器官组织功能正常,并掌握和适应物质、精神、环境和健康生活的科学规律"。

1978年,世界卫生组织又在国际保健大会上重申了健康的含义,"健康不仅仅是没有疾病和痛苦,而且包括在身体、心理和社会方面的完好状态,而不仅仅是没有疾病和虚弱"。由此可见,一个人只有在身体和心理上都保持健康的状态,并且有良好的社会适应能力,才称得上真正的健康。

(二)健康标准

1. 世界卫生组织的健康标准

从健康概念的演变来看,人类在认识自然和改造自然的同时,也在不断认识和改造自己。健康概念的外延和内涵也随之在不断发展和深化,不仅具有时代和文化特征,而且仍将不断变化发展。健康的概念随着人类社会的不断发展而不断深化,世界卫生组织制定了衡量健康的10项标准,包括躯体的、心理的和社会适应能力三个方面,具体如下。

(1)体重合适,身材匀称而挺拔。

(2)能抵抗普通感冒和传染病。

(3)善于休息,睡眠良好。

(4)眼睛明亮,反应敏锐。

(5)头发具有光泽而少头屑。

(6)牙齿清洁无龋,牙龈无出血,而且颜色正常。

(7)肌肤富有弹性。

(8)有充沛的精力,能从容不迫地应对日常生活和工作而不感到精神压力。

(9) 处事乐观,态度积极,勇于承担责任。

(10) 应变能力强,能适应外界的各种变化。

2. "五快"和"三良好"标准

具体可用"五快"和"三良好"来衡量世界卫生组织提出的健康标准。

(1) "五快"

吃得快:进餐时,有良好的食欲,不挑剔食物,很快吃完一顿饭。

便得快:一旦有便意,能很快排泄完大小便,而且感觉良好。

睡得快:有睡意,上床后能很快入睡,且醒后头脑清醒,精神饱满。

说得快:思维敏捷,口齿伶俐。

走得快:行走自如,步履轻盈。

(2) "三良好"

良好的个性人格:情绪稳定,性格温和;意志坚强,感情丰富;胸怀坦荡,豁达乐观。

良好的处世能力:观察问题客观、现实,具有较好的自控能力,能适应复杂的社会环境。

良好的人际关系:助人为乐,与人为善,对人际关系充满热情。

3. 我国大学生健康标准

(1) 生理健康标准

精力充沛、富有活力、组织器官功能正常;发育正常,体格匀称;免疫功能无异常。

(2) 心理健康标准

自尊、自信、自强;宽人严己,真诚待人;意志健全有正确的自我意识;良好的人际关系;稳定愉快的情绪,对负性刺激反应适度;心理特点符合生理年龄;人格健全,有一定幽默感;能发挥气质积极的特征和控制不良性格的外显,适度的个性发挥。

(3)环境健康标准

遵守校规和社会公德;较高的环境保护意识;人际关系融洽;有适应大学的独立生活能力;能与家庭社会正常交往;正确的社会角色意识;关心他人和集体,乐于助人;不吸烟、不酗酒;言语举止文明;恰当地运用医疗保健服务;文化娱乐有度;综合适应能力强。

(三)健康的内容

随着时代的发展,健康的内涵与外延也在不断发展,而且内容也有了明显的变化。现代社会的健康内容包括以下方面。

1. 躯体健康

躯体健康一般是指人体生理的健康,但不仅仅是没有疾病,还应该健壮,没有疾病隐患等。为了达到最理想的健康状态,人们应当采取积极步骤摆脱疾病,走向健康。还要满足身体对营养的需要,经常锻炼,避免不良行为和物质,警惕疾病的早期信号,并且要注意防止发生事故。

2. 心理健康

与躯体健康相似,心理健康也不仅仅是没有精神疾病。心理健康包括情感和思维状态两方面,即情与知。心理健康包括对自己和他人的复杂情感的认识和接受的能力、表达情绪的能力、独立行为的能力以及应付日常各种应激原的挑战的能力。心理健康一般有以下三个方面的标志。

(1)人格完整,自我感觉良好,情绪稳定,积极情绪多于消极情绪,有较好的自控能力,能保持心理上的平衡,有自尊、自爱、自信心以及自知之明。

(2)在所处的环境中,有充分的安全感,保持适度的焦虑。

(3)对未来有明确的生活目标,能切合实际地、不断地进取,有理想和事业的追求。

3. 社会适应能力健康

社会适应能力健康指的是个体的社会行为,能适应当前复杂的环境变化,为他人所理解,为大众所接受,且能保持正常的人际关系,能受到别人欢迎。它包括参与社会,为社会做出贡献,与人和睦相处,建立起积极的相互依靠的关系,以及进行健康的性行为。

4. 道德健康

道德健康也称作"心灵健康",是指不以损害他人利益来满足自己的需要,有辨别真伪、善恶、荣辱、美丑等是非观念,能按社会认为规范的准则约束、支配自己的行为,能为人民的幸福做贡献。道德健康的人能够明确其生命的基本目的,学会如何体验爱、欢乐、平和与成就,帮助自己和他人实现潜能。密执根州立大学的心理学家罗杰·史密斯说,他们"致力于奉献、宽恕和关怀他人,先人后己"。

5. 智力健康

头脑是人体唯一有自知力的器官。每天人们都利用大脑收集、处理信息,并根据这些信息采取行动;利用大脑思索自己的价值、做出决定、制定目标、计划如何应付问题或者应对挑战。它包括思考在生活经验中学习的能力、思考对新事物的开放程度,以及对信息提出疑问、进行评估的能力。在人一生中,都要借助思维的能力,其中包括评估健康信息以保证个人健康的能力。

(四)正确认识健康

1. 没有疾病不等于健康

许多人认为没有疾病就是健康,这实际上是健康的一种消极定义。健康与没有疾病并不相同,有些人认为经过全面的健康体检,各方面身体机能都很正常,于是就说自己非常健康,这种看法显然也不全面。一个人在主观上感觉良好或暂时未被医生检查出有什么疾病,并不能表明他就处于健康的状态。即使人们没有任何躯体症状,在生活中仍可能会出现烦躁、抑郁、紧张、焦虑或者精神不振等症状。这样的情绪状态常常导致躯体或精神疾病,还可以导致吸烟、酗酒和贪食等放纵身体的行为。他人的认同、令人振奋的环境、朋友的关爱、对自我的认可等是心理的基本需求。放纵的行为则成为基本需求的替代品。有资料表明,在非致命性的原发性心衰患者中,有1/4是自己未觉察到或是未被医生检查出来的,有的甚至完全没有痛苦的感觉或未引起任何注意,但在5年内有1/3可复发,其中有一半是致命性的。同时,一般体检都难以检测心理和社会因素对健康的影响。

2. 体格健壮不等于健康

一些人将体格健壮与健康画等号,认为身强力壮就是健康,这种认识是有问题的。运动员大多具有十分强健的体魄,却也可能因受到流感病毒的侵袭而患病,处于不健康的状态;还有一些运动员会在运动场上猝然死去。这些充分说明体格健壮也不见得就是健康。这应该使人们重新认识健康的定义。尽管人的身体有其局限性,但也不必谨小慎微地过一生。每个人都有与生俱来的运动、思考和行动的能力,能够将自己的生命向各个方向延伸。肌肉如果不用就会萎缩,头脑如果不接受新思想和新事物就会僵化。如果一切都不尽力而为,人们可能永远也不会发现自己的潜能。

3. 健康应包含心理与社会的概念

高水平的健康需要对自己的身体悉心呵护,积极思维,有效表达情绪,与周围人和睦相处,富于创新精神,关心自己的身体、心理和精神的环境。因此,健康不仅是生物及医学上的概念,而且还是心理学、社会学甚至哲学上的概念。

二、健康促进

(一)健康促进的概念

健康促进是指影响人们健康的一切活动的全部过程,即人们通过各种不同的方式、途径、手段达到体质提高目标的过程。

(二)健康促进的特征

健康促进过程中,所有能够改善人们体质健康状况的行为都是值得借鉴和采取的,因此,健康促进具有以下特征。

(1)健康促进并非仅仅对一部分人群起作用,其涉及所有人群。

(2)在疾病三级预防中,健康促进强调一级预防(病因预防)甚至更早阶段。即尽可能避免暴露于各种行为、心理、社会环境的致病因素,促进体质健康水平的全面提高。

(3)巩固健康促进成果的基础在于人群的主动参与,而人们主动参与的前提条件是具备丰富的健康知识和正确的健康观念。因此,要通过健康教育领导者、社区和个人参与的意愿,对健康促进的良好氛围进行营造。健康促进模式如图1-1所示。

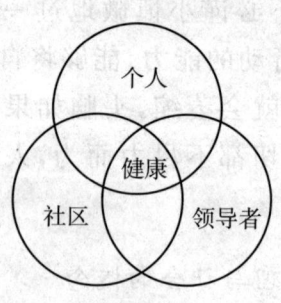

图1-1

(三)健康促进的任务

健康促进具有多方面的任务,包括提高人们健康意识、增强人们体质健康的所有活动和事件等。

归纳起来,健康促进的任务有以下几点。

(1)强化个人、家庭和社区的疾病预防意识,增强个体、群体与组织维护健康、改善生活质量的责任感。通过群众提供信息,发展个人自控能力,帮助人们将不良的生活方式和行为习惯改掉,对各种影响体质健康的危险因素进行排除,使人们在面临体质健康相关问题时,能有效地做出抉择。通过合理开发和利用社区健康资源,促进社区健康自助能力的提高。

(2)促进领导和决策层转变观念,从政策上支持体质健康需求和有利于推动体质健康的活动,并制定相关政策。

(3)创造有益于体质健康的外部环境。健康促进必须以广泛的联盟和支持系统为基础,相关部门之间应加强协作,共同努力,对良好的生活环境和工作环境进行创造。

(4)开展全民健康教育,尤其要加强对学生的健康教育,使学生养成良好的卫生习惯,对文明、健康、科学的生活方式积极提倡,对健康的心理素质进行培养,促进全民健康素质和科学文化水平的全面提高。

(5)及时转变医疗部门的观念和职能,使医疗部门充分发挥自身在健康促进方面的作用,强化其健康服务意识。

(四)健康促进的活动领域

健康促进涉及以下几方面的活动领域。

1. 发展个人技能

通过宣传与提供健康信息,来教育和帮助人们提高做出健康选择的技能,从而使个人和社会获得更好的发展。这样,人们就可以更好地控制自己的健康和周边环境,不断从生活中学习健康知识,有准备地应付生命历程中可能出现的健康问题,并很好地应付伤病。学校、家庭、工作单位和社区都要提供帮助。

2. 加强社区的行动

社区人民有权决定自己需要什么及如何实现自己的健康目标。因此,社区人民是提高自身生活质量的真正力量。充分发动社区力量,积极有效地参与卫生保健计划的制定和执行,挖掘社区资源,帮助他们认识自己的健康问题,并将能够解决问题的有效办法提出来。

3. 调整卫生服务方向

一般来说,个人、社会团体、卫生专业人员、卫生部门、工商机构和政府需要共同分担健康促进中卫生服务的责任。他们必须共同努力对有助于健康的卫生保健系统进行建立。

澳大利亚学者体质健康提出健康促进具体包括预防性健康保护(通过政策、立法等社会措施保护个体免受环境因子的伤害)、预防性卫生服务(提供预防疾病保护健康的各种支持和服务)和健康教育三个方面。

4. 制定健康促进的公共政策

健康促进的含义已超出卫生保健的范畴,把健康问题提到各个部门、各级政府和组织的决策者的议事日程上。健康促进明确要求非卫生部门应实施健康促进政策,目的是使人们能够更好地做出有利于促进健康的正确选择。

5. 创造支持性环境

健康促进必须创造安全、满意和愉快的生活和工作环境,系统评估快速变化的环境因素对健康的影响,充分利用社会和自然环境促进人们的体质健康。

第二节 运动保健与康复

一、运动保健与康复的内涵

运动保健就是为了保持身体健康,采取以肢体活动为主要形式的自我锻炼方法参与意义运动的过程。随着运动保健的不断发展,出现了运动保健学,这是体育科学的学科之一。运动保健学是研究体质与健康教育及体育运动中的保健规律和措施的一门应用学科,是运动医学的一个分支。主要内容包括:体育卫生、保健按摩、体育疗法、体育伤病的预防和处理。主要任务是运用医学保健的知识和方法,对体育运动参加者进行医务监督和指导,使体育锻炼更好地达到增强体质、增进健康和提高运动技术水平的效果。

运动康复是根据伤病的特点,采取体育运动的手段或机体功能练习的方法,以达到伤病的预防、治疗及康复的目的。

运动康复不同于一般的体育运动,体育运动是健康人为了增强体质和提高运动技能所从事的体育锻炼。运动康复必须根据疾病的特点和患者的体质情况,选用相应的运动方法,安排适宜的运动量来治疗伤病。在各种疾病经急性阶段后进入康复期后,运动康复是缩短康复期,尽快恢复机体正常功能的行之有效的方法和手段。早在原始社会,人们在同大自然斗争的过程中,就逐渐积累了用体育手段防治疾病的经验,现代体育发展迅速,运动康复方法多达数百种,但按其目的和任务来分,可分成健身类疗法、健美类疗法、娱乐类疗法和竞技类疗法。其中,健身类疗法的目的是健身、康复和治疗疾病。而医疗体操一直都是运动康复的重要内容。

二、运动保健与康复的特点

在运动医学中,运动保健与康复是综合疗法的重要组成部分,属于一种支持、辅助的治疗方法。在疾病的恢复期或慢性阶段,有时保健与康复运动又是治疗疾病的一个主要手段,其具有以下几方面的特点。

（一）健康性

运动保健与康复运动中,没有使用药物治疗过程中常见的过敏性、耐药性和蓄积中毒等。运动时间越久,远期疗效越好。实施康复疗法,一般应在医生的指导下进行,制定运动处方,进行康复锻炼。

（二）全身性

运动保健康复通过神经、神经反射机制改善机体功能,通过局部影响全身,增强神经系统,改善血液循环,提高新陈代谢,增强体质,提高机体抵抗力。

（三）功能性

运动保健与康复具有药物疗法无法替代的作用,可以促进患者的机体功能和四肢关节肌肉活动能力的康复,使已衰退的机体功能得到增强,有缺陷的器官功能得到一定程度的补偿,可以使健康的人保持健康或获得更高水平的健康。

（四）自然性

运动保健康复具有经济、简便、操作性强,便于推广等特点。大多数锻炼不需要体育设备,很少受时间、地点、设备条件的限制。常常利用人类固有的自然功能（运动）作为治疗手段,如医疗体操、散步、慢跑、自行车、保健按摩、气功、太极拳和特制的运动器械（如拉力器、自动跑台等）,以及日光浴、空气浴、水浴等。

（五）主动性

运动保健与康复要求患者主动运用体育疗法,用自己的意志和身体运动来治疗疾病,既有利于调动治病和康复的积极性,又有利于增强战胜疾病的信心。同时能使患者更清晰地认识疾病,克服单纯依赖药物的思想和无可奈何的消极态度,有利于恢复身体健康。

(六)独特性

运动保健康复防治疾病的机理,主要是通过神经反射、神经体液因素、代谢功能和生物力学(关节、肌肉运动时的机械影响)等途径,对人体的局部乃至全身产生作用,能够调整神经功能,改善代谢过程,促进血液循环,增强呼吸运动,恢复甚至提高人体的各种生理功能。既可以促进疾病痊愈,又可以恢复体力和预防复发。坚持不懈地进行全身性的运动康复锻炼,能够增强体质,提高人体免疫力、记忆力、适应力、分析力等。

(七)防治双向性

运动保健康复可以很好地刺激中枢神经系统、运动系统、循环及呼吸系统等身体系统,提高代谢能力,增强体质,促进和加强机体的代偿功能。因此,运动保健康复具有双向作用。既能够治疗疾病和损伤,促进机能康复,防止并发症或继发症,又能够增强内脏系统的机能,增强抗病能力,预防疾病。

(八)全身的并举治疗性

运动保健康复既属于局部治疗,也属于全身疗法。在保健康复活动的安排上,局部恢复与整体改善并举。针对局部恢复的需要,结合全身素质的提高,注重动静结合、上下肢协调、力量、灵活性和协调性等方面的统一。既能改善全身功能,增强机体抵抗力,又能够有效治疗疾病。

三、运动保健与康复的作用

运动保健康复的各项运动必然会引起机体各器官、系统相应的生理反应,各种不同的专门练习对创伤和病变局部起着相应的治疗作用。

(一)维持和恢复机体的正常功能

运动保健与康复可以促进机体功能的正常化,在患者机体或某一系统出现障碍时,通过专门的功能练习,能促使系统功能恢复正常。例如,因骨折固定后引起的肢体功能丧失,进行体育康复,可使局部血管扩张,血流加快,提高酶的活性,使肌纤维增粗,改善软骨组织营养,并可牵伸挛缩粘连组织,从而使肢体功能恢复。又如,大脑损伤或病变引起肢体麻痹时,可以通过被动运动或利用某些本体反射来恢复肢体的运动功能。此外,运动练习还能维持原有的运动性条件反射,消除或抑制病理性反射,因此有助于功能恢复。

(二)调节精神状态

身体健康是心理健康的一项重要基础,通过科学的保健康复运动能够使人保持一个积极良好的身体健康状态,这对于调节情绪与精神状态具有非常积极的作用。

运动保健与康复的这种调节精神状态的功能对于一般健身保健者而言得更加显著。以传统运动保健为例,我国传统运动保健运动项目(如太极拳、五禽戏等)对于修身养性非常重视,这些运动项目通过"松"和"静"调节精神,同时提高人体的机能与抗病能力。我国传统的医学往往追求锻炼时做到"恬淡虚无",即排除杂念、专一放松。这不但能够让身体的肌肉得到很好的放松,同时还能够使进入大脑皮质的冲动减少,使身体处于一种"松弛反应状态"。我国传统的运动保健能够使人感到心情舒畅、消除消极情绪、脱离病态心理。

(三)提高交际能力

运动保健康复不仅有益于身心健康,同时还可以有效提高交际能力,使交际圈得到有效拓展,同时能够使人结识更多的健身者与康复者。通过相互之间运动经验的交流与分享,能够有效提升运动能力与康复水平。

四、运动保健与康复的原则

(一)循序渐进原则

运动保健与康复运动中,通常比较容易控制运动负荷,这对致力于机体功能恢复的患者来说是非常重要的。具体的运动负荷要根据患者的病情和实际情况来决定。为使身体不断获得运动刺激,就需要增加运动负荷,但需要注意的是,这个过程一定要本着循序渐进的原则进行,切勿贪快求大,而是要由小到大,动作由易到难,使身体逐步适应。并在适应过程中逐步增强机体功能,促使疾病痊愈和康复。如果违背这一原则,不仅不能达到使机体恢复的目的,还有可能加重病情。

(二)持之以恒原则

运动保健与康复的效果不是一朝一夕就可以获得的,它需要经历一个长期的锻炼过程,少则几个月,多则几年。所以,持之以恒就是进行运动保健与康复运动的首要原则,只有这样才能最终达到从量变到质变的效果,从而实现保健与治疗的目的。

(三)因人制宜原则

一般要根据患者的体质、年龄、性别的不同,根据疾病的发生发展规律、疾病性质、程度、疾病所处的阶段等,来决定运动保健康复运动的方式方法、运动负荷及运动量。

(四)多法并举原则

运动保健康复与药物疗法、手术疗法、物理疗法、合理的饮食,良好的作息制度等有机结合,综合并用,互为补充,相辅相成,能够获得更好的保健与治疗效果。

(五)动态管理原则

运动保健与康复练习中,除了要在开始之前进行充分的论证和可行性评估外,在康复进行过程中也需要随时观察病情变化,注意发现是否运动中出现不良反应等,如果存在不良变化,则应迅速采取措施,或是调整锻炼方法,或是适当降低运动量。运动后稳妥起见,可以接受体检。保健康复锻炼的运动量以中等运动量(脉搏 90~110 次/分钟)为宜,以稍感疲劳、身体微微发汗,运动后有欣快感为度。

五、运动保健康复的适应证

运动保健康复主要是通过多种形式的运动疗法,有针对性地对身体进行练习,以达到恢复机体功能和调节心理状态的目的。

运动保健的对象可以是所有有健康需求的人,体育康复的对象主要是病后体弱、术后或其他伤病之后功能活动不全者,以及疾病恢复期患者,同时还适合年长体弱者。运动康复具有较广泛的适应证,因此在临床中的应用非常普遍,在未来也定会有更好的发展前景和更多的实际需要。

(一)内科疾病

内科疾病大多可以通过运动保健康复的方法实现康复。常见的适应证有高血压、冠心病、消化不良、肥胖症、糖尿病、支气管哮喘等。

(二)外科疾病

目前,多种外科疾病可使用运动保健康复的方式实现恢复与健康,常见的运动康复外科适应证包括骨折、颈椎病、腰腿痛、骨关节损伤、肩周炎、扁平足以及其他脏器术后恢复等。

(三)妇产科疾病

产妇生产后会损耗元气,因此,产后妇女要注意在产褥期获得良好的休息和相应的营养补充。在产褥期的后期可以通过运动保健康复的形式使身体恢复到以前状态。除此之外,一些妇科问题如痛经、子宫后倾、慢性盆腔炎等也可通过一些运动保健康复方法获得恢复。

(四)儿科疾病

小儿麻痹后遗症及其术前准备、术后恢复、儿童脑性瘫等儿科疾病均可采用运动保健康复的方法获得健康与恢复。

(五)神经系统疾病

脑血管意外所致的神经系统疾病大多可以通过运动保健康复的形式恢复,如神经损伤、神经衰弱、脑震荡后遗症、截瘫等。

(六)其他

其他疾病如脏器移植后的功能恢复、肿瘤患者、老年性疾病和机能衰退的防治,以及轻型精神病患者等同样能够在运动保健康复锻炼中重获健康。

六、运动保健康复的禁忌证

运动保健康复只是一种辅助性的、促机体恢复性质的运动方式与疗法,它并不能完全成为一种治疗疾病的方法,如果出现下面所述的禁忌证,则不应采用运动康复的方式来实现身体的恢复。而首先应采取必要的治疗方法,然后当机体处于相对平稳的状态且需要运动康复的介入时,才可使用。

(1)慢性病活动期,如疾病在逐渐恶化时、出血继续存在且不断增多时。肺结核病活动期、咯血、心律明显失常、心绞痛发作期、心肌炎或心力衰竭者。

(2)病情较严重、身体极度衰弱、发高烧、严重的病毒感染、神志不清、全身衰竭或显著恶液质者。

(3)重症精神病患者。

(4)恶性肿瘤未经妥善处理或已广泛转移以及身体活动会产生剧烈疼痛感者。

(5)创伤创面过大且并未完全处理妥当、骨折未愈合、脱位尚未妥善处理以及活动时有造成神经血管损伤的危险者。

第三节 运动促进全面健康价值解析

一、运动促进生理健康的价值

(一)促进发育

(1)改善骨骼的素质。当人体从事体育运动时,会明显改善骨的血液供应。长期进行系统的体育锻炼,可使骨密质增厚,骨变粗,骨上的突起显得更加明显,骨小梁增粗,排列清晰,提高抵抗折断、弯曲、压缩和扭转方向变形的性能。

(2)关节囊和韧带增厚,伸展性加大。人体柔韧素质和关节的运动幅度之间有着极为密切的关系。只有各相应关节有较大的活动幅度,才能有较好的柔韧素质,人体柔韧素质和肌肉活动的协调性得到加强,就可以减少伤害事故的发生。

(3)促进骨骼的生长。经常进行有规律的体育锻炼,可以直接使骨骼受到良性刺激,促进骨骼的生长。根据统计,经常参加运动健身的青少年,比不经常运动的同龄人身高平均高出4～7厘米,而且比一般人长得健壮。

(4)经常参加体育运动,可以使肌纤维变粗,肌肉体积变大。长期、系统地从事体育运动锻炼可以使肌纤维变粗,肌肉的体积变大,因而肌肉显得发达、结实、健壮、匀称而有力。研究表明,正常的人肌肉占体重的30%～40%,而经常从事体力劳动和运动的人,肌肉发达,质量可占体重的50%。

(5)经常参加体育运动健身,可使肌肉组织化学成分发生明显的变化,如肌肉内的肌糖原、肌凝蛋白、肌红蛋白等含量增加。肌纤蛋白、肌凝蛋白是肌肉收缩的基本物质,这些物质的增加,不仅提高了肌肉的收缩力量,而且还使磷酸腺等的活性加强,分解的速度加快。肌红蛋白具有与氧结合的作用,肌红蛋白含量增加,肌肉内氧的储备量也增加,使肌肉在氧供应不足的情况下,仍能进行紧张的工作。

(二)促进身体系统功能的发展

1. 呼吸系统

(1)增大肺活量

一般成年男、女肺活量为2 500～4 000毫升,而经常运动的人则达到4 000～5 500毫升,甚至更大。据调查研究发现,一般人运动时每分钟最大通气量为80升左右,最大吸氧量为2.5～3.5升,只比安静时大10倍;而常运动的人,每分钟通气量达80～120升,最大吸氧量可达4.5～5.5升,比安静时大20倍。

(2)增强缺氧耐受力

经常参加体育运动锻炼,可明显改善呼吸中枢的稳定性和灵活性,因而提高对缺氧的耐受力,增加能负荷的氧债量,提高调节呼吸节奏和形式的能力,在剧烈肌肉活动时,氧的吸收率、利用率较高,氧极限水平较高,因而胜任剧烈肌肉工作的能力较高。

(3)呼吸深度增加,频率有所改变

在安静时,一般人的呼吸浅而快,每分钟男子为12～20次,女子要比男子快1～2次;而经常运动者呼吸深而缓,每分钟8～12次,以机能省力的方式来维持其需要。

(4)预防和治疗呼吸系统疾病

经常参加体育运动可使新陈代谢旺盛,心肺功能得到增强,提高身体的抗御能力,还可使呼吸道毛细血管更加密实,上皮细胞的纤毛活动和肺内的吞噬能力得到加强,这样就能及时消除进入呼吸道的病毒,减少感染和发病的机会。

2. 心血管系统

(1)改善心血管系统的机能

①反应快。运动开始后,能迅速动员人体心血管系统的功能,以适应运动的需要。

②恢复好。运动时机能变化大,运动后恢复期短,但运动一停止很快恢复到安静水平,并出现机能节省化现象。

③潜力大。进行高强度的运动时,在神经和体液的调节下可发挥心血管系统的最大机能潜力,充分动员心力储备。

(2)促使运动性心脏增大

经研究发现,经常参加体育运动锻炼可使心脏增大。病理性增大的心脏是扩张、松弛、收缩时射血能力减弱,心力储备低;而运动性增大的心脏,外形丰富,收缩力强,心力储备高。因此,运动性心脏增大是对长时间坚持有一定运动负荷锻炼的良好反应。

(3)有益于窦性心动徐缓

坚持体育运动锻炼的人,特别是耐力性的锻炼健身的人,一般可使安静时的心率减慢。实践证明具有某些耐力优秀的运动员安静时的心率最多可降低到 36~40 次/分钟,这种现象称为窦性心动徐缓。

(4)改善全身微循环

坚持体育运动锻炼可使血管壁肌层增厚,提高血管壁的弹性,改善全身的微循环,以有利于血液的流通和人体在工作、学习过程中所需氧气和营养物质的供应。

(5)防治心脏病

坚持长期的体育运动,能防治心血管系统的疾病,这已被世界各国医学界所公认。坚持体育锻炼不仅能增强心脏的机能,而且对心血管疾病,如冠心病、心肌梗死、高血压、低血压、动脉硬化症等,起到很好的防治作用。

3. 消化系统

经常参加体育锻炼,可以使肝及肠胃等器官引起一种类似的按摩作用,有效地防止内脏下垂和便秘等疾病的发展。另外也促进和改善了这些器官自身血液的循环。由于血液供应充分,新陈代谢加强,使肝和胃肠道消化器官的功能得到增强,这就有利于器官病变的康复。

4. 神经系统

(1)促进大脑的生长发育。体育锻炼能使人体血液循环加快,血流量增多,使脑细胞得到充足的氧气和营养物质,从而促进脑细胞体积增大,代谢旺盛,进而促进智力的发展。

(2)促使兴奋与抑制功能的平衡。根据高级神经活动的负诱导规律,运动中枢的兴奋性增强,会使其他中枢的兴奋性得到抑制,大脑因此得到积极性休息。大脑的兴奋和抑制更加集中,就会提高人们的学习和工作效率,增强人脑的记忆力和智力水平,还能预防因功能性神经衰弱等神经系统机能障碍而引起的种种疾病。

(3)促使大脑皮质兴奋性得到增强。人体的各种行为都受神经系统控制,经常参加体育运动,可使神经系统的兴奋性和灵活性都得到提高,从而使大脑神经细胞工作能力提高,反应加快,动作更加灵活迅速、准确协调。

二、运动促进心理健康的价值

(一)调节情绪

情绪状态是衡量体育锻炼对心理健康影响的重要指标之一。体育锻炼可以转移个体不愉快的情绪和行为,使人们从烦恼中摆脱出来。学生常常会因繁多的考试、相互之间的竞争和对未来就业的担忧而产生焦虑反应,而经常参加体育锻炼就会使这种焦虑反应降低。

经常参加体育锻炼能使参与者体验运动的愉悦感,即个体锻炼后能产生满足、愉悦、舒畅的感觉。体育锻炼是使中枢神经系统得到适度的激活并达到愉快水平的重要途径,适度负荷的体育锻炼能促使人体释放一种多肽物质——内啡肽,它能使人们在进行锻炼后拥有舒适愉快的心情。

因此,经常参加自己喜爱或擅长的体育活动,可以使人从中得到乐趣,振奋精神,陶冶情操,从而保持良好的情绪状态。

(二)发展智力

1. 增强神经系统的功能

(1)体育锻炼可使人的神经系统的兴奋和抑制过程更加集中,使其对身体内外刺激的反应更加迅速和准确,为智力的发展奠定物质基础。

(2)人的右脑的信息容量、记忆容量、形象思维能力都大大超过左脑,经常参加体育锻炼可以使右脑得到充分的锻炼,从而提高人的记忆力和形象思维能力。

(3)体育锻炼能有效地促进血液循环,提高呼吸系统的功能,使大脑获取更多的养分,有助于提高大脑的记忆、思维和想象力,从而提高脑力劳动的效率。

(4)体育锻炼还可以促进神经系统功能的增强。

2. 减缓应激反应,提高脑力劳动的工作效率

应激是指个体对超越其应变能力,危及其健康的压力环境进行评价后的反应。当个体所感知的环境要求和他所认为的自我能力之间不平衡时,则会出现应激反应。体育锻炼能够降低应激反应,主要是由于经常参加体育锻炼可以降低肾上腺素受体的数目或敏感性,能降低心率和血压,从而减轻特定的应激源对生理

的影响。据调查研究发现,一般的身体锻炼比沉思和音乐欣赏更能促进个体从强烈的应激情景中降低皮肤电反应的速度;经常从事身体锻炼的人比习惯于坐着的人在生理上产生更少的应激反应,即便是有应激反应,也能尽快从中恢复过来。

3. 一定程度上消除疲劳

疲劳可以说是一种综合症状,与人的生理和心理因素密切相关。当一个人消极地从事某种活动,或者任务的要求超出个人的能力时,生理和心理都很容易产生疲劳。人的活动主要是通过大脑皮层来调节的,人们在学习知识和接受新事物的过程中,大脑皮层的有关区域常处于高度兴奋状态,并随时为学习时间的延长而产生保护性抑制,导致学习效率降低。在体育锻炼时,由于体力活动与脑力活动的合理交替,导致运动神经中枢兴奋,使得与学习知识有关的中枢神经得到充分的休息,这样便有助于消除脑力劳动所产生的疲劳,从而提高文化知识学习的效率。另外,学生体质的增强和健康水平的提高又使其精力更加充沛,具有持久地承担比较繁重的文化学习任务的能力,并能充分挖掘与开发学习潜力。

(三)确立良好的自我概念

自我概念是个体主观上对自我的评价,包括对自己的身体、思想和情感等的整体的评价,它是由许许多多的自我认识所组成的。坚持体育锻炼可使人的体格强健,精力充沛,因而对改善人的身体表象和身体自尊有重要的影响。身体表象是指头脑中形成的身体图像。身体自尊主要包括一个人对自己运动能力的评价、对自己外貌(吸引力)的评价、对自己身体的抵抗力和健康状况的评价。身体表象障碍在正常人群中普遍存在。有研究发现,54%的学生对自己的体重不满;与男性相比,女性倾向于高估自己身高和低估自己的体重;身体肥胖的个体更容易有身体表象和身体自尊的障碍。身体表象和身体自尊与整个自我概念有关,其主要表现为无论男性还是女性,对身体表象不满意都会使自尊心下降,并产生不安全感和抑郁症。一般来说,肌肉力量与身体自尊、情绪稳定性、外向性格和自信心成正比,并且加强力量训练会使个体的自我概念显著增强。

(四)培养坚强的意志品质

意志品质是指一个人的果断性、坚忍性、自制力及坚韧顽强和主动独立等的精神。意志品质既是在克服困难过程中表现出来的,又是在克服困难的过程中培养起来的。运动健身就是不断克服主观和客观上的各种困难,如懒惰、胆怯、疲劳、损伤以及气候条件等,在克服这些苦难的同时,磨炼了人的意志,从而培养人们果断坚忍等优秀的意志品质,而且从运动健身中培养起来的坚强意志品质对日常的生活、工作和学习都是大有裨益的。因而体育锻炼有助于磨炼人的意志,对培养人们吃苦耐劳、坚韧不拔、果断、勇敢、自控、自信等良好的心理品质具有很好的促进作用。

(五)建立和改善人际关系

现代社会生活节奏的加快和竞争的压力使得人们越来越趋向封闭的状态,从而造成人与人之间感情交流缺乏,人际关系渐渐疏远。体育运动则可以打破这种封闭,让不同的职业、年龄、文化素质的人聚集在运动场上,进行平等、友好、和谐的交往,使人们互相之间产生信任感,有效进行情感和信息的交流,相互之间产生一种默契和交流。人们聚集在一起参加体育运动,可增加与社会的联系,给个人带来心理上的满足。人们可以通过体育运动这种途径来认识更多的朋友,大家和睦相处,友爱互助,形成良好的人际关系氛围,这样将会令人心情舒畅、精神振奋,大大有益于身心健康的发展。

(六)消除心理障碍

现代社会的快速发展,在带给人们实惠的同时,也给人们带来了一定的困扰,由于竞争压力的日益增大,使许多人产生悲观、失望的情绪,进而导致忧郁、孤独等各种心理障碍。研究表明,体育锻炼有助于人们摆脱压抑、悲观等消极情绪,降低焦虑、消除忧郁等心理障碍,使人们保持心理平衡,达到心理健康的目的。人们参加某项体育运动并坚持不懈地锻炼,不仅可使他们的生理机能、身体素质得到改善,还会相应地掌握并发展一些体育技术技能。当取得这些成绩后,个体会以自我反馈的方式传递其信息于大脑,从而产生自我成就的体验,产生愉快、振奋和幸福感。

美国的一项调查显示,1 750名心理医生中有60%的人认为应将体育锻炼作为一种治疗手段来消除焦虑症;80%的心理医生认为体育锻炼是治疗抑郁症的有效手段之一。焦虑和抑郁是普通人和精神病患者遇到的两种最为常见的情绪困扰,大量研究结果均表明,体育锻炼能有效地减轻焦虑和抑郁症状。目前,体育运动锻炼作为一种心理治疗手段在国外已开始流行起来。

三、运动提高社会适应性的价值

(一)改善生活方式,提高生活质量

生活方式有广义和狭义之分。这里主要从狭义生活方式来谈体育运动在其中的作用。狭义的生活方式是指个人、家庭及相关人群在一定历史条件、社会环境中,为谋求自己的生存与发展而选择、确立的日常生活诸方面构成和实现的方式。生活方式与生活质量有着密切的关系,生活质量的提高有赖于生活方式的调整和改善。而体育运动则为健康有益的生活方式提供了众多可供选择的内容、手段和方式,其对生活方式的改善有重要贡献。

1. 改善家庭的生活方式

家庭是一个社会的细胞和基石,是组成社会的基本单位。人的生活质量的提高与家庭生活质量的提高息息相关,而生活质量的提高有赖于生活方式的选择和改变,因此,建立一种积极

健康的家庭生活方式是至关重要的。尽管家庭生活随着社会生产的发展和社会的变革在职能、结构、规模、质量、成员关系等方面悄悄地发生了变化,但家庭并未消失,家庭仍然是社会的基本单位,影响着人们的生活。尤其是在具有东方文化背景、重视家庭伦理的中国,家庭生活在人们的生活中占有重要地位。家庭生活质量的变化,对人的发展有很强的影响力。体育运动有利于增进家庭成员的健康,丰富家庭的生活内容。通过体育运动,能够培养家庭成员的责任感和义务感,增加家庭成员交流和沟通的机会,缓解和消除家庭矛盾,提高家庭的民主气氛,有利于家庭成员相互间的关爱和亲近,发展家庭成员的个性,提高家庭生活质量。

2. 改善人的消费方式

人们对生活资料的谋求与消费活动方式的建立,标志着人和人自身发展的水平,它是构成人的生活方式的重要方面,也是生活质量水平高低的反映。随着现代社会的快速发展,人们的消费意识、消费结构、消费习惯、消费水平等在不断地发生变化,但追求舒适安逸和物质享受的消费方式却给人类带来了"文明病",极大地损害了人们的健康。为了克服"文明病"给人类造成的威胁,人们在不断调整自己的生活方式,改变生活质量观念,改变不利于健康的消费方式。"花钱买健康"已成为当今社会的流行观念。体育运动是促进人类健康的重要内容和手段,其在改变人们的消费观念、消费结构和消费习惯,形成积极健康的消费方式方面具有重要作用。当今我国节假日、休闲时间,各种体育消费场所,如健身房、练习馆、运动场等人满为患的态势,以及健身器材设备的热销,充分说明了人们消费方式正在发生积极的变化。一般来说,随着人们物质生活水平的不断提高以及余暇时间的不断增多,人们对休闲的消费需求会越来越大,而体育运动作为重要的休闲方式越来越受到人们的喜爱。

3. 丰富人的交往方式

交往方式是人们生活方式的重要方面，是指人际关系的沟通和互动方式。人们正是在交往中把以往的文明成果保留下来的，使个人社会化、民族世界化。另外，交往也是人际间信息和情感交流的重要手段，通过交流获取更多的有益信息和加强人与人之间的沟通。社会获得发展、自由时间增多，人们交往的方式和手段也随着网络技术和现代交通、通信设施的发达和人们需求的扩大而日益丰富起来。体育运动则以其内容的丰富多样性、方式的灵活性、交流的便利性、贴近自然、有很强的亲和力，以及有利于健康等特点，成了人际交往中最受欢迎和重视的手段之一，它为人际间的真诚交流提供了许多机会和条件。

4. 提高人们余暇生活方式的质量

随着现代社会的快速发展，人们拥有了越来越多的余暇时间。余暇是指在从全部时间结构里划出一切必要时间（如工作、教育子女、家务、专业学习等）后所剩余的那部分个人可自由支配的时间。这种时间不能直接被生产劳动所吸收，而是用于娱乐和休息。余暇对人的发展具有重要的意义，正如马克思所说：余暇"为自由活动和发展开辟广阔天地"。现代社会科学技术的迅速发展极大地提高了社会生产力的水平，劳动生产率越来越高，人们的余暇时间也越来越多，体育运动可为人们的休闲生活提供积极、健康、文明的内容和活动方式。在休闲时间里进行体育活动，有利于调剂和放松由于工作紧张而产生的身心疲劳，可以享受到日常工作和生活中难以获得的愉快的身体感受和情绪体验，有助于精力的发泄和情感的释放，能够加强人与人之间的交往等。总之，体育运动在丰富人们的余暇生活、提高人们的余暇生活方式的质量方面发挥着日益重要的作用。

5. 改善社区生活方式

社区生活方式对个体生活方式的影响是最直接、最具体的。

人都具有依附心理和归属感,社区生活方式对人的发展,对人的生活质量的提高有重要作用。体育运动是丰富社区文化生活,加强社区人际间的交流和沟通,增进情感的重要内容和有效手段。

(二)缓解精神压力

大量调查研究表明,我国社会人群中存在的心理障碍的情况相当严重,主要表现为焦虑症、恐惧症、多疑症、强迫感、神经性抑郁症和情感危机等。造成这种现象的主要原因是学业、就业和人际关系等方面产生的巨大压力,从而使其身心过分紧张。这些不良的心理影响,将极大地影响着人们生活质量的水平。而体育运动则对缓解和消除这些不健康的心理因素有着积极的作用。

体育运动能够改善人的心理状态。其生理机制如下。

第一,转移机制。在体育运动中,人的紧张、沮丧、抑郁、压迫等不良情绪产生的神经中枢,由于运动的作用而逐渐受到抑制,而主导运动的神经中枢逐渐兴奋起来,由于运动中血液循环加快,肾上腺素分泌加强,大脑氧气和能源物质供应充分,加之排汗的吐故纳新作用,身体感到舒适,从而使人产生愉悦的情绪体验。

第二,内啡呔释放机制。在体育运动中尤其是有氧运动中,人脑分泌的一种生化物质——内啡呔会明显增加,而内啡呔能振奋人的情绪。因此,持之以恒的有氧运动(如慢跑)能使人产生一种特别的欢快感。据对1 750多名心理医生的调查表明,有60%的人认为应将体育锻炼作为一种手段来消除焦虑症,80%的人认为体育锻炼是治疗抑郁症的有效手段之一。这充分说明,体育运动是缓解不健康心理因素对人产生消极影响的最积极有效的方法之一。

(三)培养人的合作精神

现代社会的发展需要人具有强烈的竞争意识,同时也需要与人合作的精神。合作是指在人际交往过程中,个人或群体基于某种共同的目的,彼此经过协调作用而形成的互相帮助、互相依存、互相提携、团结共进的联合行动,是一种社会互动性行为。21世纪是高科技迅速发展,知识经济占主导地位的时代。在这样的时代里,科学知识日益丰富,科学技术飞速发展,社会关系复杂,要想有所作为,必须要与他人合作,那种只顾个人不讲团队精神的人,绝不可能适应社会发展的要求。在日常生活中,要强调和培养人的参与和合作精神。合作已成为全球发展的大趋势。

体育运动能够强化人们的合作意识,培养人们的团队精神。在体育运动的集体项目中,合作始终占有主导地位。这种合作是建立在行动的目标完全一致的基础之上的。集体中的每一个成员都要正确认识个人与集体、自己与同伴之间的相互关系,将自己融入团体之中,感受合作的作用和力量。在体育竞赛中,参加者既要充分发挥个人的主观能动性和技术、技能优势,又要加强与同伴之间的合作,这是实现共同目标、争取优胜的唯一途径。如球类项目中每一次战术运用的成功,都是队员间相互协同合作的结果,而且是一种要求尽善尽美的合作。体育运动中的这种合作不仅仅是运动场上直接参加者的合作,而且扩大到运动场外同团体的人群,如"拉拉队"的摇旗呐喊,"智囊团"的出谋划策,后勤服务的周到细致,等等。这种合作已不是为了优胜这一简单的目的,而是体现了建立在团队精神基础上的情感与道德的升华。在体育运动过程中培养和形成的这种团队意识和团队精神,迁移到其他活动领域里,将对人的一生产生重要的意义。

(四)培养人的竞争意识

现代社会是一个处处充满竞争的社会,只有竞争才会有机会,只有竞争才能发展,人要适应社会的发展,就必须要有强烈的竞争意识和竞争精神。美国普林斯顿大学的一份研究报告指出:现代社会的生产和生活方式更接近于体育中的比赛,在机会均等的条件下,谁的节奏更快,竞争意识更强,谁就有可能占据优势,从而取得成功。

要想在激烈的竞争中站稳脚跟,就必须要坚持不懈地努力,培养自己形成不甘落后、勇于开拓、不畏艰难、奋发进取的意识和精神。体育运动在培养人的进取动机和竞争精神方面都具有特殊的作用。这种作用主要表现在以下两个方面。

1. 强化竞争意识

体育运动最大的特点就是竞争性强。竞争的本质就是超越他人和超越自我。这种竞争性从一开始就已深深植入体育运动参加者的主体意识之中。不论是参加比赛,还是参加竞争性游戏或竞争性练习,都是为了取胜,为了更好地表现自我,而且在比赛、游戏过程中,同伴们的相互鼓励和决心,自身的求胜意识,以及对手的影响,使这种竞争意识不断得到认同和强化。

2. 培养竞争精神

体育运动的竞争性表现为在实现目的(如射门、投篮、率先抵达终点、学习技术、完成动作等)的过程中,往往要受到来自各个方面的挑战和阻碍,其中有对手的、环境的、自身心理和生理上的,在克服这些内外因素的影响、争取目标达成的过程中,有利于培养体育运动参加者不畏困难、勇于进取的竞争精神。我们要积极利用体育运动的特点,因势利导,有目的、有意识地培养人的进取动机和竞争精神。

(五)提高协调人际关系的能力

人际关系是指人们在群体交往的过程中,由于相互认识和相互影响而形成的一种心理关系,它反映着在群体活动中人们相互之间的情感距离和相互吸引与相互排拒的心理状态。人际关系不仅会影响个体工作的积极性,还会影响群体的团结协作性。和谐的人际关系可以提高人们活动的积极性和创造性,提高工作绩效,增强群体的凝聚力;反之,则会增加个体的心理压力和产生群体内耗,从而抑制个体积极性的发挥,削弱群体的作用和力量。除此之外,和谐的人际关系还有利于促进人的心理健康。

现代社会十分强调团队精神和人与人之间的合作,因此就需要社会成员要具备协调各种人际关系的能力,这是人适应社会发展的必然要求。经常参加体育运动可以加强人与人之间的沟通与交流,提高协调人际关系的能力。在体育运动过程中,尤其是一些竞争性较强的运动,由于竞争过程受多种因素的影响,往往会出现各种各样的情况,如领先局面、落后局面、混乱局面,甚至冲突局面等。在不同的情况下,体育运动参加者之间的关系也会发生变化,例如:在落后的情况下,同伴之间是宽慰和鼓励,还是埋怨和挖苦;在领先的情况下,是相互赞扬和欣赏,还是嫉妒和不服;在冲突局面中是互相谅解、忍让和劝解,还是以牙还牙、火上浇油;对裁判的错判是谅解和理智对待,还是争吵甚至辱骂等。这从客观上要求体育运动参加者必须要善于协调处理各种人际关系。这些关系的变化对竞争过程和结果会产生重要影响,为了达到夺取胜利这一共同目标,运动中所产生的制造不健康人际关系的因素会逐步被遏制,而有利于增强团队凝聚力,争取比赛优胜的人际关系因素得以认同和加强,这有利于促使体育运动参加者形成相互尊重、相互理解、相互信任、宽容待人、团结协作、亲善友爱等人际交往中所需要的优秀品质。

另外,体育运动还能使不同地位、职业、年龄和性别的人相聚在同一块运动场上,共同的爱好和兴趣,使这些人在认识、情感等诸多心理成分上产生共鸣,缩短了人们彼此间的心理距离,促进了相互之间的了解和沟通,有利于建立平等、亲密、和谐的人际关系。

总之,体育运动是增进人的身心健康的重要途径和手段,通过体育运动锻炼,可调节人的心理,提高人的适应能力,促进病体康复,防治疾病。在现代社会,要提高人们的生活质量,就必须要关注健康,要想健康就必须要进行科学的体育运动锻炼。目前,体育运动有益于健康的观念已深深根植于人们的主观意识里,体育运动已作为提高人们生活质量的重要内容而融入人们的生活方式之中。

第二章　运动康复与全面健身的相关要素

在体育运动锻炼中,全面的健康和康复是非常重要的目标。而要实现这些目标,必须了解运动康复与全面健身的相关要素,如环境、营养、卫生、生活方式及个体行为等,这些要素对运动锻炼效果有直接的影响,合理把握这些要素可提高运动锻炼效果和健康水平。本章就运动康复与全面健身的这些相关要素进行详细分析。

第一节　运动与环境

一、冷热环境与运动

(一)冷环境与运动

1. 冷环境运动时的生理反应

人体处于低温环境下,如果体温下降超过1℃,就会损害身体机能。体温下降,首先会影响中枢神经系统,使得整个神经活动过程减慢,思考判断能力也会随之下降。寒冷的刺激会使毛细血管收缩,皮肤变得更加苍白,增大肌肉的黏滞性,并且肌肉的弹性和伸展性会随之下降,减缓肌肉的收缩速度,灵活性变差,做出的动作不再协调,大大降低了肌肉的工作效率。通常机体受到外界低温刺激时,可发生以下三个阶段的变化。

(1)兴奋增强期

当体温下降到34℃时,机体的内外感受器会向中枢神经系统传入大量的冲动信号,使其处于兴奋状态,延脑呼吸中枢与心血管中枢的兴奋性会增强,植物性机能亢进。通过进行体温调节,机体产热会增加,同时减少散热。此时,寒颤是最为明显的机体反映。

(2)兴奋减弱期

在体温下降到31℃左右时,对于痛刺激,机体的感受性即将消失。体温降至26℃～27℃时,原来加强的体内代谢活动降低,代替寒颤而出现肌肉僵直。呼吸和心率缓慢。

(3)完全麻痹期

在体温下降到20℃时,呼吸会变得更加微弱,血压急剧下降,几乎无法触摸到脉搏,非常微弱。机体的反射性反应消失,主要表现为昏睡状态。如果得不到及时的救治,就会死亡。

2. 人体对冷环境的适应

根据寒冷的程度、持续的时间和生活方式的差异,人类对于寒冷的服习主要表现为以下三种类型。

(1)代谢型习服

当在12℃～14℃的环境中,每天人裸体8小时,在经过一个月之后,由寒冷所引起的寒颤就会减弱,而通过非寒颤产热就会随之提高。长时间在寒冷环境中生活的爱斯基摩人基础代谢率平均高于温带地域白人14%～17%。这主要是因为通过提高产热,人体达到寒冷习服,寒冷习服者去甲肾上腺分泌产生的热量增加,这和交感神经所调节的非寒颤产热有关,是人体通过提高产热而达到寒冷习服的。

(2)绝热型习服

如果长时间在寒冷环境中,会使人体体表的血管收缩,皮下脂肪增多,增加了体表的绝热性,从而产生了绝热型习服。

(3)习惯性冬眠型习服

世居长期寒冷环境中的人,在温度较低的情况下也不增加产热,皮肤的温度下降也少,体温也相对较低,机体习惯了低的体温。长期进行身体训练可促进人体对寒冷环境的适应能力,并可改善肢体末梢循环功能。

3. 冷环境对人体运动的影响

在寒冷环境下运动,人体运动有以下几方面的表现。

(1)温度过低,会使肌肉的黏滞性增大,肌肉变得僵硬,很容易出现运动损伤,甚至暴露在环境中的身体部位出现冻伤。由于寒冷需要穿着厚重的服装保温,这会造成动作不变,从而增大了运动的负荷。

(2)低温可反射性地引起人体内物质代谢过程增强,增加机体的氧耗。还可使氧的运输能力降低,从而使最大摄氧量下降。如果环境温度过低使体温下降,会引起血液的氧离解度降低,可加重运动中的缺氧。

(3)温度过低会降低神经、肌肉、腺体等兴奋组织的兴奋性,也会导致酶的活性降低,这对机体运动会产生很大影响。

鉴于冷环境对运动的影响,在低温环境中进行运动时,要做好准备活动,从而提高人体体温以及体内的代谢水平,同时还要注意保暖和适宜的散热。

(二)热环境与运动

1. 热环境运动时的生理反应

人体在热环境中进行运动,会导致体内积累大量的热,产生因内环境稳定的各种条件改变,而引发生理变化。

(1)能量供应

在热环境中运动,人体体温和心率会增加,同时也会增加出汗量,这一过程中会消耗更多的能量和摄取大量的氧,同时还要消耗大量的肌糖原,产生更多的乳酸,这也是造成疲劳的一个重要因素。

(2)心血管功能

在热环境条件下运动时,循环系统主要是将血液输送到皮肤和工作的肌肉。人体的血容量是有限的,在运动过程中,会造成人体的一部分组织器官血流量增多,同时另一部分组织器官血流量减少。当运输热量所需的血液与肌肉中氧的运输所需要的血液都增多时,两者便会产生矛盾。由于温度调节中枢使心血管系统将更多的血液直接输送到皮肤,以用来散热,这就影响了工作肌肉的血流量供应,使肌肉工作的耐力下降。所以在热环境下耐力运动的成绩就受到影响。

(3)体液平衡

当环境温度达到或者超过体内温度和皮肤温度时,由于环境温度的升高,传导、对流和辐射都不能发挥散热作用,这就使得蒸发成为身体散热最为重要的方式。下丘脑通过交感神经纤维向分布在全身表层的上百万的汗腺发放神经冲动,使其排汗。通过汗腺的输送管将对汗液进行滤过,将其中的氯化物和钠重吸收到周围的血液和组织中。在轻微出汗时,过滤后的汗液会缓慢地通过输送管,因此有足够的时间来完成对钠和氯化物的重吸收。但在运动过程中,由于排汗量增多,没有足够的时间来对这些物质进行重吸收,汗液中会含有较高的钠和氯化物。

在热环境中进行大负荷运动时,每平方体表面积每小时排出的汗液超过1升,一般体重(59千克到75千克)的运动员,每小时要排出汗液1.5升到2.5升,相当于体重的2%到4%,在这种状况下几小时就会丢失身体中大量水分。汗液的大量排出,使得血容量减少,这对为了工作肌肉和防止体温升高提供的血流量造成了限制,大大降低了运动能力,特别是耐力方面。长跑运动员排汗丢失的水分占体重的6%到10%,容易造成脱水和热相关的疾病。

2. 人体对热环境的适应

(1)热习服的产生

热习服主要取决于以下几点。

①在热环境中进行长期训练。
②在热环境中持续的时间。
③每个训练阶段的环境条件。

如果运动员必须在大热天进行比赛,至少他们的部分训练应该在一天中较热的时候进行,每天早上和晚上训练不能使运动员获得足够的热习服。一般来说,在热环境中进行5～10天的训练便能够接近机体的热习服。在开始的几天中,为了避免过分热应激,可以将运动强度降低到60%～70%,要保证运动员不受到热伤害,比如中暑和热疲劳。

(2)热适应的效果

在热环境下持续重复训练,可逐步提高人体克服热疲劳和中暑的能力,这个过程称作热习服。热习服使人体在热环境下运动时身体更多部位的排汗增多并以最大效率地散热。热习服的人在运动的开始阶段,产生排汗的时间会早一点,这样可以降低皮肤的温度,在运动过程中升高的体温也更加容易从身体内向着环境和皮肤扩散。热量容易散失,这就使得将热量运输到皮肤的血流量大大减少,使得更多的血液供应到工作的肌肉中,同时通过汗液排出的矿物质也非常少,由于身体经过训练,会大大提高机体的散热能力,在热环境中进行训练,体温会比热适应训练前低。在从事亚极量运动时,心率上升也比较少。此外,随着热习服可使肌肉利用肌糖原的速率降低50%～60%,延长了能量耗竭的时间。

3. 热环境下运动对人体的热伤害

(1)热疲劳

热疲劳的典型症状是极度疲劳,表现为头昏眼花、呼吸微弱、皮肤干燥、呕吐、低血压、脉搏快而弱、昏厥等症状。它是由于心血管系统不能满足身体需要造成的。由于血流量不足,无法充分发挥出下丘脑的功能,流向皮肤的血流量不足,这就使得身体不能很快地散热。体质较差和对热环境不适应容易产生热疲劳。

出现热疲劳时,可在较凉爽的环境下休息,并抬高双腿以免休克。如果病人能够保持清醒的意识,可以补充适量的盐溶液;如果病人意识不清,可以进行经脉滴注生理盐水。如果没有好转,热疲劳就会加重,恶化为中暑。

(2) 中暑

中暑是一种对生命造成威胁的热紊乱,在发生中暑现象时要及时进行医疗监护。其典型症状主要表现为:体温超过40℃,出汗停止,热和皮肤干燥,呼吸和脉搏加快,血压高,出现意识混乱或失去意识。如果得不到及时治疗,中暑会逐渐发展为昏迷,甚至死亡。在出现中暑现象时,可采用的治疗方法主要有冲凉水浴、敷冰块,或用湿床单包裹身体并加强对流,以使体温很快降低。

(3) 中暑性痉挛

中暑性痉挛是骨骼肌的一种严重痉挛现象,与矿物质的丢失和大量出汗伴随的脱水有关,但因果关系还没有完全确立。到凉爽的地方和补充盐溶液可促进恢复。

二、水环境与运动

与陆上运动相比,水环境对呼吸功能的影响更大,这主要与水的密度和压力有着很大关系。与空气相比,水的密度更大,在与胸齐深的水中,人体感受到的压力要比陆地上大得多。在水环境下进行运动时,人体需要克服更大的阻力,在游泳时进行呼吸需要克服比陆地上更大的压力和阻力,因此在水环境中对呼吸机进行锻炼能够获得更好的训练效果。

在水环境中,呼吸功能变化的另外一个特点是游泳动作的节奏会限制呼吸的频率,呼吸的频率不能随意加快,同时由于水压力的存在使得补吸气受到很大的限制,经常参与水环境中的相关运动,能够大大提高人体从通气中获得氧的效率。运动实践表明,游泳时,无论是亚极量强度还是极量强度运动,肺泡的通气量都要比跑步时高很多。

在水环境中进行运动,也会对人体循环系统的功能产生积极的影响,这既与水的特性有关,又与人在水中运动时多取平卧姿势有关。在水环境中运动时,人体采用平卧姿势,这种姿势能够给心脏工作带来诸多便利的条件,游泳时全身肌肉的静力紧张成分少;在有节奏的动力练习中,加上有节奏呼吸的加深,给静脉血的回流创造了有利条件;水波对身体表面的拍击,对静脉回流也有促进作用。因此,在水环境中运动可使循环功能发挥更大潜力。

与跑步运动相比,同样的运动强度,游泳的心输出量和每搏输出量都比跑步要低,这可能与水的浮力减少了保持身体姿势紧张的肌肉量有关。无训练者在水环境中运动,心输出量比跑步时约低25%,但有训练的游泳运动员却可和跑步时相当。游泳时的最高心率比跑步低,平均约低10~15次/分钟;男子心率在跑步时约为200次/分钟,而在游泳时约为185次/分钟。女子相应大约为200次/分钟和190次/分钟。

从事同样的强度和同样时间的运动,能量在水中运动时的消耗要比陆地运动时大,这主要是因为同一温度下,水的导热性是空气的28倍。在水环境中运动,能量消耗与水的温度、在水环境中停留的时间、游泳姿式及运动者在水中活动的适应程度等有关。

在水环境中运动时,掌握运动技能要比陆地上有着更高的要求,人体的支撑力由于水浮力的作用而被削弱,这使人体产生了不习惯的漂浮感,同时游泳时体位的改变和冷刺激,都对神经系统的协调指挥能力和适应能力提出了更高的要求。

三、高原环境与运动

(一)高原环境与人体适应

1. 高原环境

(1)大气压

空气具有重量,地球上任何地方的气压值都和它所在位置的重量相关。例如,海平面的大气压值为760毫米汞柱;同样,在赤道附近的大气压变化也是在其均值标准上下浮动几个毫米汞柱。这一点对于居住在海平面附近的人好像没什么,但对于没有携带氧气装置的高山登山运动员来说影响很大。尽管大气压有所变化,但大气压的成分比率从海平面到高原是不会发生变化的。在任何高度,氧气始终占20.93%,二氧化碳占0.03%;氮气占79.04%,只是各种气体的分压有所改变。在不同海拔高度下氧的分压随海拔的升高而有所下降(表2-1)。而氧分压的变化又会明显影响人体血液和组织的气体交换。

表2-1 不同海拔的大气压和氧分压

海拔高度(米)	大气压(毫米汞柱)	氧分压(毫米汞柱)
0	760	159.2
1 000	674	141.2
2 000	596	124.9
3 000	526	110.2
4 000	462	96.9
9 000	231	48.4

(2)高原温度

海拔高度每上升150米,温度降低1℃,也就是说在海平面的温度为15℃,而在珠峰顶点温度则为-40℃。因为高原的温度低,它的空气温度也很低,冷空气带有的水分较少。在气温为20℃时,水分压为17毫米汞柱,但在-20℃时,水分压会下降到1毫米汞柱。在高原较低的温度下容易导致脱水,由于干燥的空气和呼吸频率的增加,人体内大量的水分通过呼吸蒸发,运动时通过排汗而丢失的水分更多。

(3)高原辐射

随着海拔高度的升高,强烈的太阳辐射也增大。一是人体处在高海拔位置时太阳辐射,特别是紫外线被空气吸收的少,而照射到人体的就比在平原时多。二是因为空气中的水蒸气一般也吸收大量的辐射物质,高原较少的水蒸气使人体更多地暴露在辐射之中,在有积雪时辐射在白雪反射后会更强烈。

2. 高原的人体生理反应

(1)呼吸反应

①肺通气

在高原无论是安静状态还是运动状态,呼吸活动都会增加。因为在高原空气变得稀薄,要达到在平原同样的需氧量,就必须加大肺通气。肺通气的增加会造成二氧化碳在血液中的大量扩散,使得血液中二氧化碳的分压升高,也使得血液的pH升高。同时,肾脏释放更多的重碳酸盐离子缓冲对缓解二氧化碳形成碳酸。

②肺泡气体扩散和氧气运输

在海平面氧分压是159毫米汞柱,安静时氧气进入血液由肺泡氧分压和肺泡毛细血管的通透性决定。而在海拔2439米的高度时,氧气分压降到125毫米汞柱,肺泡和肺泡毛细管的氧分压均降低,血红蛋白的氧饱和度由海平面的99%下降到92%,这使得VO_2max下降近15%。

③肌肉的气体交换

在海平面动脉氧分压大约是95毫米汞柱,机体组织的氧分压在安静时约为40毫米汞柱,组织与动脉血管的氧分压差值达55毫米汞柱。然而到了海拔2 439米时,动脉氧分压下降到60毫米汞柱,而此时组织器官的氧分压为40毫米汞柱,它们的氧分压差值只有20毫米汞柱,这使得氧分压的浓度梯度减少超过50%,导致氧向组织交换的能力下降。

④最大摄氧量

在海拔1 500米的高度以后,海拔每上升100米,最大摄氧量降低1%。

(2)心血管反应

①血浆容量

到达高原后人体的血容量很快开始减少,在最初的几周内这种持续降低呈线性关系。这是由于单位血管内的红细胞数目不断上升,使血液浓度增加,以此来补偿高原氧分压降低对机体的影响。

②心输出量

由于氧分压的降低,氧的扩散浓度梯度降低,使每搏输出量和心率增加,以通过心输出量增多来减小供氧的不足。在初上高原进行亚极量运动时,心率高于平原时的水平,每搏输出量降低(由于血浆容量减少),由于心率的增加补偿了每搏输出量的减少,则心输出量略微增加。在接下来的几天,肌肉对氧的摄取能力开始增强,降低了对心输出量增加的要求,使心率下降。

(3)肺高压

在高原运动中,肺部的动脉血压升高,这种变化可能与部分肺动脉的缺氧性血管收缩有关。

3. 人体对高原环境的适应

人体在高原可以产生适应现象,当人们在高原待上几天或几周,机体对空气中较低的氧分压做出相应的调整,而产生一定程度的适应。

(1)血液适应

在上高原的第一周红细胞循环数目增多,高原的缺氧刺激红细胞生成素的释放,增加红细胞的生成。在到达高原不到3小时,红细胞生成素就开始升高,在24小时到48小时内达到最大值。在海拔4 000米的高原生活6个月,人的血容量将上升9%到10%,这一结果不仅是因为高原环境刺激红细胞生成,还因为血浆容量扩增。在海拔4 540米居住的人一般血细胞比容为65%,这远高于海平面48%的血细胞比容值。然而,海平面居住的人到海拔4 540米的高原居住数周,血细胞比容就可达59%。红细胞数目的增加,使得体内的血红蛋白也随之增加,这种适应提高了人体携氧的能力。

(2)肌肉适应

通过对肌肉的活检,大量的数据表明,在上高原后人体肌肉的组成结构和代谢发生显著变化。在高原缺氧环境下生活 4～6 月,肌肉产生了适应:肌纤维面积减少 11%～19%;肌肉中毛细血管的密度增加 13%,这就使得更多的血液运送到肌肉。由于肌肉总量和产生 ATP 能力的下降,肌肉的运动能力下降。长时间在高原还使食欲降低,体重明显下降,1992 年攀珠峰期间的 6 名运动员体重平均下降了 6 千克。对于体重下降较为合理的解释是食欲的下降和蛋白质的消耗。通常在到达 2 500 米以上的高原几周后,肌肉蛋白质的代谢就会降低,3～4 周后,腿部肌肉的线粒体和糖酵解酶明显减少,这都会导致运动能力的下降。

(3)心肺适应

在高原最显著的是肺通气的适应性增加。出现产生的 CO_2 不能及时运走和血液碱性化。为了防止血液异常碱性,在到达高原开始的几周内血浆重碳酸盐很快大量减少,如果继续居住在高原,血浆重碳酸盐还会持续降低。初到高原时 $VO_2\max$ 减少,在接下来的几周内略有提高。在对高原进行耐力训练的运动员研究表明,在到达高原几天到 17 天后,他们的有氧能力没有变化,尽管这些运动员在高原要耐受更多的缺氧,但他们的 $VO_2\max$ 和运动成绩并没有因为产生适应而有明显的提高。

(二)高原训练与运动成绩

1. 高原训练的适宜高度

高原训练的目的就是通过对人体产生一定的缺氧刺激,使人体摄氧能力适应低氧环境。海拔高度越高,人体的运动能力就越低;高度不够,对人体产生的影响又不大。运动训练必须要保证一定的强度,因此高原训练就需要一个适宜的高度。一般认为 1 000～3 000 米的高原训练都有效果,墨西哥奥运会的资料认为 1 200 米的海拔高度是导致运动能力提高的临界高度。高原训练的实践认为 2 000～2 500 米是进行高原训练的最佳高度。

2. 平原训练与高原运动成绩

在平原训练的运动员,要到高原去参加比赛,就要做一定的适应准备。通常有两种选择:一种是在 24 小时内到达高原进行比赛,这当然不会产生多少适应,但典型的高原(疾病)反应也不会全部表现出来。在第一个 24 小时过后,运动员的身体状况会因为高原生理反应而明显下降,比如脱水和焦虑不安而难以入睡等。另一种选择是比赛前在高原训练至少两周(对高原产生适应两周是不够的,最少需要 4~6 周),一些运动队(篮球、排球、足球)在平原进行为期几周的高强度有氧训练以提高运动员的 VO_2max 水平,再参加高原的比赛,要好于没有做同样准备的运动队。

第二节 运动与营养

一、营养与运动能力的关系

(一)营养与体质健康的关系

人的体质健康与遗传、营养和训练有关。营养不仅直接影响人的体质,还对遗传和训练有一定的影响。孕妇的营养会影响胎儿的发育,儿童青少年期的营养会影响儿童青少年的生长发育。我国人民随着生活水平、医疗保健水平的提高和营养状况的改善,近半个世纪以来,我国 7~18 岁的男性儿童少年身长平均每 10 年增长 2.3 厘米,女性为 2.1 厘米。这说明营养与儿童青少年生长发育有着十分密切的关系,儿童时期的营养和锻炼对运动员体质基础有重要的影响。

据前些年死因构成分析,循环系统疾病(主要是心脑血管疾病)和恶性肿瘤占死因的第一、二位。上海近 30 年来的膳食结构与疾病死亡的相关分析,癌症和心脑血管疾病的增加与猪肉的消耗量和脂肪的摄入量上升呈正相关。中国预防医学科学院营养与食品卫生研究所曾经对12个省、市、自治区所覆盖人口占全国总人口47%的中国总膳食研究表明,能量的总摄入量及三大营养素(蛋白质、脂肪、糖类)的比例均比较合理,蛋白质平均已达到64克/天,达到我国每日推荐供给量(RDA)的91.4%,脂肪摄入量为51.2克/天,占总能量摄入的21.2%较为合适,但动物性脂肪摄入已达到总量的53%,不利于防止心脑血管疾病的发生,维生素的摄入量中,视黄醇当量摄入量仅达到RDA的42.2%,维生素B_1和维生素B_2仍达不到RDA,矿物质和微量元素摄入方面,铁、铜、锰、钠和磷的摄入量比较充足,达到RDA,铁的摄入量虽已超过RDA,但由于铁的利用率仅为10%,对学龄前儿童及孕妇仍为不足,孕妇的缺铁性贫血对3个月内的胎儿的脑发育亦有影响,儿童时期的缺铁性贫血率仍较高,影响儿童的学习和锻炼能力,男性少年和女性运动员的铁摄入量是应关注的问题。钙、锌和钾摄入明显不足,会影响儿童的生长发育。硒和镁摄入量也偏低,硒不足或缺乏易造成成年人动脉粥样硬化和冠心病,镁缺乏易诱发心肌梗死。

随着工业化生产和家庭生活机械化程度的提高,活动消耗能量减少,摄入总能量超过消耗总能量,体脂的积聚易造成肥胖。现在超重和肥胖是富裕人群的主要疾病,防止肥胖已成为我国人民开始关注的问题。而对运动员来说,过多的身体脂肪,会限制耐力和干扰其运动技巧。

实践证明,合理的营养有助于增强体质,提高运动能力,保证运动后体力的迅速恢复。合理的营养能供给运动员所需消耗的热能,提供肌糖原的储备和补充,有助于代谢废物的清除,维持水和矿物质的代谢平衡,清除人体过多的氧自由基,降低体内的脂质过氧化物,保护组织免受氧自由基的损伤,增加血红蛋白及其摄氧能力,提高心肌的耐缺氧力,从而提高运动员消除疲劳和提高运动的能力。供给平衡的膳食是运动员获得全面营养的主要途径。

(二) 与运动能力下降有关的营养因素

(1) 体温增高。常因不能及时补液而引起。

(2) 能源物质耗竭。运动中消耗最直接和最迅速的能源物是三磷腺苷(ATP),但人体内 ATP 的储量很小,在运动中需要不断合成,当体内肌糖原大量消耗时,ATP 的合成速度延缓,运动能力下降。

(3) 电解质随汗液丢失。会影响肌肉膜电位。

(4) 酸性代谢产物堆积。使体液偏酸性,抑制磷酸果糖激酶活性,同时使肌质网结合更多的钙离子,影响肌力,并使肌肉输出功率下降,发生疲劳。此外,当血液 pH 下降时,会降低骨骼肌对乙酰胆碱的反应,影响神经传导,肌肉对等长收缩刺激的紧张性增加,血液缓冲能力下降。

(5) 维生素和微量元素的缺失。影响代谢的顺利进行和体内环境的稳定性。

(6) 脱水。运动中大量出汗使体液丢失,血容量减少。

(三) 合理营养有助于提高运动能力

(1) 合理营养能为人体提供适宜的能量,使人体具备适宜的体重和体脂成分,并保证运动中能源物质的良好利用。任何形式的运动均以能量消耗为基础,但人体内可能快速动用的能源储备有限,如果无充足可利用的能源物质,即体内糖原水平极低时,就不能满足运动中需要不断合成 ATP 速率的要求。因此,运动中应注意摄取含碳水化合物丰富的食物以保证体内有充足的肌肉糖原和肝糖原储备,以保证高强度运动中 ATP 再合成速率的需要。能源物质在人体内储存或分解需要一系列辅酶的催化,维生素和微量元素多数是辅酶的组成成分或激活剂,提供充足的维生素和微量元素营养,可促进代谢,并提高抗氧化能力。满足运动中水分和电解质的生理需要,有利于改善运动能力,而缺乏这些营养素会影响运动能力。

(2)合理营养可延缓运动性疲劳的发生或减轻其程度。引起人体运动能力下降的常见原因如：脱水引起体温调节障碍所致的体温增高、酸性代谢产物堆积、电解质平衡失调造成的代谢紊乱、能源储备耗竭等。合理营养措施及补液等，可使人们在运动中保持良好的机能状态，延缓疲劳的发生或减轻疲劳。

(3)合理营养有利于解决运动中的一些特殊医学问题。不少运动项目如举重、摔跤、柔道、划船等运动员常因比赛时参加某一体重级别的需要而减轻体重；另一些运动如体操、跳水、跳高和长跑等，因完成高难度的技术动作，经常需要长期控制体重和脂肪水平，但运动员所采用的控制体重方法多为饥饿或半饥饿、限制饮水、高温发汗、加大运动量引起出汗，甚至服用利尿药等措施，这些措施可引起营养缺乏、脱水或其他一些严重的医学问题。此外，如运动员在冷环境或热环境进行运动训练时会有一些特殊的营养需要。生长发育期的儿童、青少年、妇女或老年人参加体育训练时，均有不同的医学问题，需要特殊的营养监督，保证运动训练和良好的健康水平。

(4)肌纤维中能源物质（糖原）的水平与运动外伤的发生有直接的联系。研究报道，当快收缩肌纤维中糖原耗尽时，人体会发生疲劳，控制和纠正运动动作的能力受损害，运动外伤的发生也随之增加，体内糖原储备充足对预防外伤非常有利。

(四)合理营养措施可加速运动后的恢复

运动后的恢复情况关系到下一次运动的结果，因此运动后的恢复很重要。合理营养措施促进恢复是医学恢复手段的一个重要方面。营养恢复的重点在于恢复消耗的能量、体液和身体的代谢能力；这包括肌肉和肝脏的糖原储备、液体、关键酶的浓度（维生素B复合体和微量元素等）、电解质（包括钠、钾、钙、镁、铁）的平衡，以保证细胞膜的完整性、碱储备、电荷正常以及红细胞的合成。据烈运动后及时的营养措施可加快恢复速度。通常情况下，完全恢复需要几小时甚至几天，但及时补充一些营养物质、水、电解质,则可获得最大限度和最快的恢复。

1. 能量的恢复

运动后能量恢复主要是补充消耗的肌肉糖原。肌糖原的恢复率约为5%,完全恢复需要20小时。而运动后头两个小时的糖原恢复率为7%,运动后头6个小时内的糖原合成酶活性最高,所以补糖时间越早越好。一次60分钟的大强度运动,后消耗可达到1 000～1 400千卡,如要在一日内恢复肌糖原的含量,则需要摄入500克碳水化合物(8～9克/千克体重)。一次大量摄糖并不比少量多次更为有效,如运动后即刻补充糖50克,以后每隔两小时摄糖50～10克,则在20小时内可摄入500～1 000克糖。不论是单糖、双糖、复合糖或液体型糖均有效;也可采用含糖的果汁或饮料,果糖浓度不宜超过3%。

此外,为加速体内能量、水分、电解质、酶和激素的恢复,剧烈运动后,应供给热能充足,蛋白质、无机盐和维生素丰富,高糖低脂肪的平衡膳食。

2. 体液的恢复

有效地恢复运动中丢失的体液,应包括液体的总量和电解质两部分,因为体液的平衡与补液量及液体中的电解质量(主要是指钠和钾)和含糖量有关。人们在运动中常仅能补充汗液丢失量的50%,因此体液的恢复较慢,而且不完全。当补液量大于出汗量,并达到失汗量的150%时,体液才能较快达到平衡。补充液体中的钠含量也会影响补液的需要量。当钠浓度高时,尿量会减少,因为钠离子在体内起到如海绵一样的作用,把水分留住,从而有助于体液的恢复,减少补液量;但补充液体中的钠不宜过多,钠浓度过高会影响口感,从而减少液体的摄入量。运动后应补充的液体总量可由体重恢复的情况估计。

补液应以少量多次为原则。一次大量喝水,会增加排尿和出汗量,甚至使体内电解质进一步丢失,增加心、肾负担,稀释胃液,延长恢复时间。运动后体液的恢复以摄取含糖—电解质饮料,效果最佳;恢复用饮料的糖浓度可以是5%~10%,钠盐的含量可为30~40毫摩尔/升以获得体内快速复水。不要采用盐片补充钠盐,盐片会刺激胃肠道,加重脱水,甚至引起腹泻。

二、不同运动项目的膳食营养的需求

(一)力量项目

力量运动项目主要包括短跑、自行车、短距离游泳、划船、冰球、足球、橄榄球、举重、投掷和摔跤等。力量项目运动中要求力量大、神经肌肉协调性,并在短时间内爆发力量,运动具有强度大、缺氧、氧债大、运动有间歇以及无氧供能等特点。

1. 肌酸、肌糖的作用

适宜补充肌酸,增加体内磷酸肌酸储备量,可能会增加力量项目的运动能力。而肌糖原本身并非冲刺性或力量爆发运动的限制因素,肌糖原浓度为20~30毫摩尔/千克湿肌重时,能量生成和做功量下降,此时若在运动前几天改变糖的摄入量,会影响高强度运动能力,但并非指最大强度运动(包括连续性或间歇性)能力。短跑运动员每周训练3~5次,也即连续减少糖原储备量(糖原耗损并降至关键阈值下),最大运动能力可减少10%~15%,说明剧烈运动或比赛几天前,糖负荷对一次性冲刺运动无强力作用,但仍推荐适宜的摄糖量作为支持日常紧张训练的重要措施。研究表明,短跑运动员以最大速度冲刺跑步40米、60米、80米、100米前后,观察到在跑的头40米、60米和80米时,跑步速度最快者体内磷酸肌酸(PCr)利用最多,大部分的PCr在头5~6秒内使用。当体内高能磷酸储备明显减少,糖酵解供能为主时,百米跑的速度开始下降,运动中乳酸堆积并不多。这表明PCr的利用对跑步的速度而言是关键,而糖酵解供能不是引起运动能力降低的主要原因。另外有研究人员通过实验来比较 400 米、200 米和 100 米跑步糖酵解供能的有效性,结果表明,400 米赛跑跑得最快的运动员运动后血乳酸最高,跑步速度和血乳酸浓度相关。Costill 曾报道:在跑道上以 125％ VO_2max 400 米跑步后,肌肉的 pH 平均为 6.63±0.03,血 pH 平均为 7.10±0.03,血乳酸平均为 12.3 毫摩尔/升。

短时间大强度运动还引起内分泌的变化。比如运动员在跑道上冲刺 30 秒,血浆去甲肾上腺素和肾上腺素为休息水平的 6～7 倍,β 内啡肽成倍增加,生长激素上升至休息值的 8 倍。运动前Ⅱ型肌肉 PCr 和糖原浓度最高。30 秒冲刺跑后 PCr 几乎耗竭,运动中做功量峰值时的 PCr 降低了 65％±3％,受试者Ⅱ型肌肉 PCr 含量较高者,在冲刺跑后做功量下降少。而 ATP 在两种类型肌纤维的下降量相似,表明 PCr 对最大强度运动的能量生成有重要意义;400 米和 30 秒跑步速度和做功量降低与肌肉中 PCr 和 ATP 浓度减少有密切关系。30 秒冲刺跑时,Ⅰ型和Ⅱ型肌糖原含量分别降低 27％和 20％,糖原不能快速利用以维持 ATP 高速合成。此外,无机磷堆积,可能直接抑制交叉桥(肌原纤维)在肌动蛋白和肌球蛋白丝性的再循环;重复冲刺和 PCr 和 ATP 浓度减少,氨浓度增加也可能是形成疲劳的另一原因。

从上面的分析可知,排除特殊因素,短跑、冲刺或举重爆发用力等项目运动员的膳食营养,只要适宜适量,基本上无必要补充维生素或矿物质。

2. 均衡饮食

从运动员营养补充情况来看,国内外对力量项目运动员的蛋白质营养过度重视。据国外报道,力量项目运动员蛋白质的供给量应达到每千克体重 1.4～1.8 克,或占总能量的 12％～15％,我国的建议摄入量为 2.0 克/千克体重,其中优质蛋白质占 1/3。实际上,这些项目运动员往往过度重视蛋白质的营养,蛋白质的摄入量常在每千克体重 2.0 克/千克以上,而忽略了糖的营养。蛋白质摄入过多,会引起体液酸碱平衡紊乱,钙丢失和肝、肾负担加重。为了预防因摄入蛋白质过多,引起体液偏酸,应增加体内的碱储备。

力量项目应该均衡饮食,食物应有丰富的钾、钠、钙、镁等电解质,并要增加蔬菜、水果,使其达到总热能的15%。部分举重和摔跤等运动员还有减体重引起的脱水问题,所以要及时补液将有利于脱水后重建心血管功能。除了不鼓励运动员快速减体重外,应注意补糖。

(二)耐力项目

常见耐力项目有马拉松、长跑、长距离自行车、长距离游泳和滑雪等项目,这些项目在训练方面具有运动时间长、运动中无间歇、运动强度小及以有氧代谢供能的主要特点。

1. 易脱水

运动中小肠对液体的最大吸收量可能小于某些运动员在紧张训练中的丢失,导致进行性或"不自主"的脱水。另外,还有理论认为人体在运动中大量出汗的同时,钠盐丢失,引起血清渗透压的降低,而人的口渴感觉是由血浆渗透压和血容量所调节的。在丢失的液体和钠盐未充分补足以前,人的口渴冲动停止,补充含 NaCl 液体,会先恢复细胞外液容量,其实际意义是脱水的运动员在体内完全复水前,都趋向于停止喝水。这些复杂、相互作用的生理机制可解释为何运动员的不自主脱水难以预防。

(1)耐力项目运动时间长、运动中没有间歇,所以运动员在运动中出汗量大,容易发生脱水。因此要注意在运动前、中、后适量补液。

(2)运动中大量出汗的时候,补充含糖量较低的饮料(≤6%的糖)有利于胃的排空和提高运动能力。大量出汗会使体内电解质丢失,丢失电解质可在运动前或运动后补充,不是在运动中补充。运动中补充运动饮料即能够获得少量钠盐。

(3)若在夏季或高气温环境进行耐力训练,副食中可添加一些咸菜或菜汤。食物中的维生素 B 组和维生素 C 的供给量应随能量的增加相应提高。

(4)影响运动员在训练或比赛中水分摄入量的主要原因是当运动员试图多补液体时,可能会引起腹部胀满的感觉,部分是由于运动中的水分吸收率降低。

2. 糖原储备量要求高

按每千克体重摄取 5～6 克糖并不能满足运动需要,推荐摄取糖 8～10 克。有研究表明,无训练者摄入混合膳食时,肌糖原约为 80 毫摩尔/千克肌肉湿重;而进行规则训练者,摄取相似的膳食,肌糖原含量提高约为 125 毫摩尔/千克肌肉湿重,如摄取含糖 8 克/千克体重的膳食,并减少训练量,则肌糖原含量可升高为 175～200 毫摩尔/千克肌肉湿重。训练良好者摄取中等至高糖膳食,肌糖原可在逐日的基础上发生超量补偿。国外报道,有训练的跑步者在摄入含糖 525 克或 650 克的膳食时,肌糖原的含量无显著差别,因此认为当摄入含糖量较高的膳食时(>600 克/天),肌糖原的超量补偿将不再进一步增加。糖原负荷的意义在于延缓由于肌糖原耗损所引起的疲劳,节约肝糖原的分解。

3. 膳食营养原则

(1)注意补充铁元素

耐力项目运动中容易发生缺铁性贫血,应提供含铁丰富的食物。

(2)均衡补充膳食营养

一般耐力项目 1 小时的能量消耗量即可达到 628～7 531 千焦(150～1 800 千卡)。当三餐摄入的能量不能满足需要时,可在三餐外安排 1～2 次加餐,但加餐的食物应考虑营养平衡和营养密度。膳食的蛋白质供给量应丰富,使其占总能量的 12%～14%。为促进肝内脂肪代谢,还应提供如牛奶、奶酪、牛羊肉等富含蛋氨酸的食物。耐力项目运动员对脂肪的利用和转换率高,血浆中自由脂肪酸功能可占总能量的25%～50%,而且脂肪可缩小食物的体积,增加美味,并节约肌糖原。耐力项目运动员膳食的脂肪可略高于其他项目运动员,达到总能量的30%～35%,膳食的碳水化合物应为总能量的60%～70%以上。运动员进餐应在赛前的3小时,比赛当日应食用低纤维食物。

(3)避免运动过量

过量运动可引起身体循环液中的谷氨酸浓度降低,从而影响免疫系统活化。女性在运动量超负荷时,会引起月经紊乱或闭经,并可能形成运动性骨质疏松。

(三)球类项目

球类项目包括篮球、排球、足球和冰球等,要求参与者具备力量、耐力、灵敏、速度、技巧等多方面的素质。球类项目运动强度大且多变,球类运动中能量消耗量较高,膳食供给应根据运动量的大小而定,保证充足的能量。膳食的营养也应保证全面和平衡。

团队协作项目中,膳食应以高碳水化合物为中心。有研究表明,运动员在赛前补充含糖饮料时,在足球赛后半场的跑步距离比饮用对照液者多40%。另有研究提出,当足球运动员在练习赛前10分钟补充0.5升7%的葡萄糖溶液,然后在比赛的半时再补充同样量和浓度的葡萄糖,可使肌糖原节约39%,疲劳发生的时间后延。球类运动员的营养补充应按照不同时期、不同情况区别进行,具体如下:

(1)在剧烈运动前3～4小时采用高碳水化合物的饮食。

(2)在长时间的训练或比赛前,应在每隔20分钟补充配方科学的运动饮料150毫升。

(3)为了加速糖原储备的恢复,应在运动结束后尽快补充50克糖,以后每隔1～2小时重复补充,直至下一餐。

(4)恢复期的24小时内,补糖总量应达到10克/千克体重,并采用高糖血指数的食物。

(5)为取得充分的水合平衡,可采用含糖电解质饮料,补充量应达到运动后体重减轻量的150%。

第三节　运动与卫生

一、运动场地卫生

运动场馆符合运动项目的要求和安全、卫生标准,应加强管理,经常保持清洁完好。

(一)场馆建设和卫生管理

1. 室外田径场及球场

径赛跑道的直道为南北方向,光线从侧方来,不影响视线。沙坑松软无杂物,用沙和锯末混合或垫以海绵垫。场地平坦,最好有草皮、塑胶,硬度适宜。场地周围2.5米内勿放杂物。训练时,场上人数不宜过多,避免投掷物伤人或相互碰撞。

2. 体操房

地面用木地板,使用面积平均每人4平方米。规定清扫制度,保持垫子和其他器械的清洁,室内禁止放与运动无关的物品。

3. 滑冰场

冰面平滑,无裂隙及杂物。人工冰场,冰厚15厘米,河湖冰厚大于25厘米。平均每人占8~10平方米。其他特殊运动项目,均应有相应的标准。

4. 游泳场

人工游泳池,10米跳台水深应为5米,不可过浅。池水清洁并经常更换,要定期检查水质。细菌总数小于 100 个/毫升,大肠菌群小于 18 个/升,含氯量为 0.2~0.4 毫克/升。水温 22℃~25℃。含氯量过高,刺激上呼吸道和眼结膜,久之头发变黄,游泳者戴游泳帽和防水眼镜。天然游泳场,水质必须清洁,无污染,无传染疾病危险。禁止倾倒排泄物。注意岸边及水底淤泥、杂草及石块等影响安全。严禁浅水中跳水,有颅脑损伤和颈椎骨折、脱位脊髓损伤危险,可致残或死亡。

(二)体育器械

体育器械、设施符合安全和卫生要求。摆放应保持一定距离。使用一定时间后应更换。

二、不同人群的运动卫生

(一)儿童、青少年运动卫生

儿童、青少年处于生长发育阶段,正处于生长发育的旺盛时期,身体形态结构和生理机能尚未成熟,身体各系统和器官的形态与功能不同于成人,受遗传、疾病、营养、环境、教育、体力活动等多因素的影响。合理地进行体育锻炼,能促进身体发育,增强体质,提高健康水平;不合理的体育运动妨碍身心健康。

1. 儿童、青少年体育运动

(1)运动内容和形式

少年儿童可根据自身爱好、身体条件和家庭条件参加多种多样的体育锻炼,如跑、跳、投、球类、游泳、体操、武术等形式多样的体育活动,不必受过多的限制。锻炼中应注意培养他们养成站、立、跑、跳的正确姿势,当发现有身体姿势不正确或发育缺陷时,应及时在体育锻炼中加入矫正姿势和克服发育缺陷的练习。对少数在发育或健康上经常或暂时有显著异常现象的学生,视其情况,可减免体育活动,并进行针对性的医疗体操,促进身体康复。

儿童少年神经系统的特点是兴奋过程占优势并容易扩散，表现为活泼好动，注意力不易集中，因此，儿童少年进行锻炼时，每种活动持续的时间不宜过长，儿童少年体育活动的内容和形式要做到多样化和经常变换，防止单一的内容，要有适当的间歇，多采用直观教学和示范教学手段，同时注意培养其思维、分析能力。随着年龄的增长，抑制过程逐渐发展，最后兴奋和抑制达到均衡。

(2) 运动量和运动强度要求

儿童少年的每搏输出量和每分输出量的绝对值比成年人少，但其相对值（以每公斤体重计算）比成人大，年龄越小相对值越大。这个特点说明了儿童少年的心脏能适应短时期紧张的体育活动。因此，对于他们的运动量要进行合理安排，强度可以稍大一些，密度要小一些，间歇次数要多一些。对负荷过大的力量性练习和消耗过大的耐力性练习则不宜过多采用。13～14岁以后，心血管系统机能逐渐接近于成人，可以承受较大的运动量训练，但也应注意遵循循序渐进和个别对待的原则。同年龄个子高大的少年，性成熟迟缓，心脏发育也较迟缓，心脏的负担量相对较大，在安排运动量时应注意区别对待。一般儿童少年多以心率控制运动强度，120次/分钟以下为小强度，120次/分钟～150次/分钟为中强度，150次/分钟～180次/分钟为大强度，180次/分钟以上为超大强度。

儿童的肌肉较易疲劳，但恢复较快，因此，每周锻炼的次数可较多，如每日1次或一周4～5次。

2. 儿童、青少年的运动卫生要求

根据儿童少年生长发育规律、解剖生理特点及身体素质发展的特点，在体育教学和运动训练中，要遵循以下卫生要求。

(1) 体育运动要根据儿童少年生长发育规律进行合理的组织和安排，以促进身体和智力的健康发育。例如，学龄前儿童的体育活动应以游戏为主，着重兴趣的培养。而学龄儿童则要求在促进身体全面发展的基础上着重身体的姿态教育。青春期男女少年的体育运动既要考虑年龄特点,又要考虑性别差异,体育课应男女分开采用分组教学的原则,同时要注意提高身体素质和培养熟练的运动技巧。

(2)体育运动的强度、量和持续时间、练习方式等要适合儿童少年的生长发育规律。进行体育运动持续的时间不宜过长,运动量要适当,不应超过身体的负担能力。尤其不要进行静止用力活动,更要防止长时间站立和负重;注意增强脊柱的锻炼,防止脊柱和胸廓的畸形。由于青春期肌肉发育不均衡,要注意发展伸肌和小块肌肉,并注意肌肉的协调性和灵敏性,不要使肌肉过度负担。体育运动要注意培养正确的站、走、跑和跳的姿势,防止不正确的动作给身体发育造成不良影响,如激烈的跳跃和落地不正确会影响女孩的骨盆发育,长期负重和站立会造成扁平足等。使用的运动器材大小、重量要符合其身体特点。

(3)体育活动的内容和形式要做到多样化和经常变换,防止单一的内容使学生产生疲劳和厌倦,有碍身体全面的健康发展。

(4)体育教育要和卫生教育结合起来,不仅培养他们具有健全的体魄,而且要培养良好的个人和公共卫生习惯。

(5)参加体育运动应保证充足的休息和睡眠,并要有足够的营养和能量摄入。

(二)老年人运动卫生

老年人从事体育运动有助于延缓衰老,减少高血压、冠心病、骨质疏松等病的发生,改善运动能力,保持身体功能的良好状态,提高生活质量。

1. 老年人的运动方式

老年人身体各组织器官的功能逐渐衰退,表现为心肌收缩力量减弱,血管壁的弹性下降,呼吸肌力量减弱,肺的弹性和扩张能力减弱,肺通气量减少。骨骼肌的力量降低,出现肌肉松弛及肌肉萎缩,骨质变得疏松,关节和韧带的弹性减弱。大脑的反应速度减慢,容易发生疲劳、困倦,活动后恢复时间延长等。

根据上述生理特点,老年人适合耐力性项目,而不宜进行速度性项目。对力量性项目是否适合老年人还存在不同的意见。较早的意见认为,老年人不宜进行力量性项目的运动。因为力量项目锻炼时,一般都要在屏气下完成,而屏气对老年人的心血管系统不利。不过近 20 多年来,不少学者认为老年人应进行力量性锻炼。他们的论点是衰老最显著的一个变化是肌力减弱,后者可导致体力和工作能力下降,发生姿势性改变而出现劳损和畸形。所以他们认为首先要通过力量锻炼解决老年人肌力的减弱问题,才能取得锻炼的效果。

在耐力锻炼项目中,老年人最常采用的有步行、健身跑、游泳、自行车、登山、跳迪斯科。有条件时还可打网球、门球、高尔夫球等。在我国传统体育项目中,可选择气功、太极拳、太极剑等。适合老年人运动的方式是很多的。

2. 老年人的运动原则

(1)经常性

由于老年人心血管系统适应能力较差,突然剧烈的运动容易引起心血管意外。只有经常坚持运动,才能收到应有的效果。一旦间断,心肺功能、体力和工作能力即随之下降。

(2)循序渐进

开始锻炼时的负荷量和强度要小,以后随身体适应能力提高而逐渐加大,老年人最适合的运动强度一般用最高心率的 60% 来表示,最高心率随年龄增大而减少。也有人提出老年人慢跑时心率应是 180 减年龄或比安静时心率增加 50%~60%。如果采用慢走,开始时的走速要慢以每分钟 60~90 步、每步 70~80 厘米,或每小时 2.5~4 千米为宜。以后逐渐增加步数和速度,最高可到每分钟 120~140 步,或每小时 5.6~6.4 千米。在此基础上转入慢跑或走跑交替。开始跑速要慢,距离要短,适应 1~2 周后,再逐渐增加运动负荷和锻炼时间。

(3)个别对待

要根据老年人的年龄、性别和体力特点,健康状况及以往运动史等来决定最适宜的运动项目,并制定合理的锻炼计划。老年人适宜进行强度不大的活动,如长跑、快走、游泳、骑自行车、气功、太极拳等,不宜进行速度性运动。运动负荷要适中,应根据个人具体情况而定。40岁以下的人每周至少三次,每次10～15分钟,运动强度相当于最高心率的60%或最大摄氧量的50%以上。在锻炼中如果感到心胸舒畅、精神饱满、有轻度疲劳但无气喘、无心悸现象;锻炼后食欲增加、晨脉稳定、睡眠改善、体重正常、血压正常等情况,都是良好反应。如果锻炼后有头痛、恶心、食欲下降、胸部不适、睡眠不好、晨脉加快、体重下降、疲劳不能消失等征象,表示运动负荷过大需要调整或暂停活动。

3. 老年人的运动卫生要求

老年人体内各系统和器官都发生了一系列的改变,因而在参加体育锻炼时,必须充分注意,以便通过体育锻炼达到保持健康,延年益寿的目的。

(1)锻炼前严格做体格检查,了解健康状况,以便合理选择运动项目和确定运动处方,尤其要进行心血管系统的功能检查,50岁以上的人要有近期体检证明,特别是安静时和负荷后的心电图应无异常。定量负荷后每分钟心率的标准是40～44岁为160次,45～49岁为155次,50～54岁为150次,55～59岁为145次,60～65岁为140次,65岁以上为135次。

(2)加强锻炼的医学监督工作(包括自我监督),防止过劳或意外损伤,如进行慢跑锻炼不能跑得太快,否则踝关节易扭伤;要注意跑的环境卫生,跑鞋要轻软合脚等。锻炼中要有间歇,可以走跑结合。跑中如发现有胸痛、胸闷、轻度头晕、恶心,甚至呼吸困难等,应立即停止活动。冬季锻炼要注意身体保暖,防止感冒。特别是患有高血压病的人更应该多加注意,以防止身体缺氧,诱发心脏病。

(3)锻炼期间要遵循正常的生活制度如保证充足的睡眠,夏季最好在早晨锻炼。跑后不要大量饮水、洗热水澡。饭后至少间隔1~2小时再进行锻炼等。

(4)注意运动中的饮食和营养。饮食应以易消化、含充足的蛋白质和维生素、低脂肪为主。可多吃瘦肉、黄豆制品、鱼类以及蔬菜和水果。还应多吃花生、牛肉、包心菜、芝麻油等富含维生素e的食物。要控制热量、糖和盐的摄入量。

(5)老年人在锻炼期间应禁烟,因为吸烟能诱发心脏病,并且使肺癌发生率增加。健康老人应不饮酒或少饮酒,过量饮酒可使肝脏中毒。故有冠心病、胃溃疡、肝炎、高血压病者更不应饮酒。

(6)有些老年人长跑后出现膝关节痛,这是由于老年人随着年龄的增长,其骨关节发生退行性改变的缘故。当运动量安排过大时,就会出现过量负荷的各种症状,膝关节痛就是最早出现的一个症状。长跑后膝关节痛,有的表现为锐利的痛,有的是钝痛或酸痛。能引起膝关节锐痛并与长跑有密切关系的,除了急性肌肉拉伤外,一般是膝部外侧痛。它是膝外侧韧带上下的滑囊、软组织和腘肌腱损伤的总称,是一种参加长跑后逐渐引起的慢性损伤。其表现是向前摆腿伸膝时疼痛,疼痛剧烈时走路也困难,甚至被迫停止长跑才行。这是老年人长跑时膝痛的一个重要原因。应该指出的,不少人是因为突然加大运动量(跑得过快或距离太长)和不遵守循序渐进的锻炼原则引起的。

当长跑时发生膝钝痛或酸痛时,主要应想到老年人的骨关节病、髌骨软骨病、伸膝筋膜炎和脂肪垫损伤。在运动量安排合适时,老年人参加长跑是不会引起已有的但无症状的骨关节病或髌骨软骨病的复发。当跑的量过多或强度太大时,再加上跑时步幅较大,半蹲姿势下的跳动过多,就会引起这些病的疼痛症状。有时在运动时出现钝痛或酸痛,有时则在长跑后才表现出来。除疼痛外,一般还出现膝打软、腿无力等症状。

伸膝筋膜炎和脂肪垫损伤引起的疼痛,主要在膝关节两"膝眼"附近,这是由于长跑时反复伸膝造成的捩伤或受挤压后发生,用力踏跳时疼痛加重。在检查时可见膝眼较突出硬且有压痛。将膝伸直时,髌腱下膝眼两侧有压痛。这两种症状为髌骨软骨病和或骨质疏松的早期表现。

总之,老年人长跑、步行引起的膝关节痛,多数情况是与运动量安排有密切关系。因此,在预防和治疗膝关节痛时,首先要着眼于运动量的安排,天气寒冷时参加长跑前要做好全身和下肢的准备活动。跑步后要有充分的休息。

第四节　运动与生活方式

一、行为、生活方式与疾病的关系

随着社会经济的发展和医学科技技术水平的提高,对于过去的许多严重的危害生命和健康的疾病,人类已经能够进行控制,甚至能够治愈,尤其是天花、鼠疫、脊髓灰质炎等急性传染性疾病。也使得人类的平均寿命得到了很大幅度的提高,如20世纪50年代初我国人口的平均期望寿命不到40岁,而现在已经超过了70岁。

但人类对健康的需求以及与疾病的抗争是无穷尽的。1950年以来,心脑血管疾病等慢性非传染性疾病在世界范围内逐渐替代了急性传染病,成为当前导致疾病和死亡的主要原因,同时人口老龄化的加剧,这也使得老年期慢性疾病的患病率升高。但是,传染性疾病并没有因此而退出历史舞台,特别是慢性非传染性疾病,在我国这样的发展中国家依旧是导致疾病发生的重要原因之一。20世纪80年代以来,世界上又出现了一些新的传染性疾病(如艾滋病),特别是2003年爆发的非典型性肺炎,严重影响了社会的正常运行。

社会流行病学、行为流行病学的研究表明,当前人类面临的上述主要健康问题是生物学因素、社会因素、心理因素和行为、生活方式综合影响的结果。近年来,行为和生活方式对人体健康的影响得到了学术界的高度重视和关注。在人类的行为和生活方式中,有很多行为和生活方式本身就是疾病或者是疾病的主要表现,如赌博、吸毒、性变态等行为,这些都被纳入疾病分类系统之中,成为一个独立的疾病单元;自杀、自伤、交通事故等蓄意的和非蓄意的伤害,已经成为前十位的死亡原因。值得注意的是,很多国家的研究都表明,不良的行为和生活方式已经成为慢性非传染性疾病、新传染疾病的主要原因之一。

二、健康体育生活方式的培育

1986年加拿大首先提出了"积极生活"(Active Living)的概念,世界卫生组织(WHO)于1997年在日内瓦召开了以"积极生活:体育为健康"为主题的会议,并启动了"全球积极生活运动"。世界卫生组织(WHO)认为,"体育活动对于提高个人的健康和技能以及促进社区的安定具有重要的潜在价值",并认为"懒惰的生活方式是一个日益扩大的、全球性的对健康的威胁。""积极生活"是指每一个人在日常生活中都可以从事的身体运动的所有领域,是体育活动受到尊重并融入日常生活的一种生活方式,通过人们寻找愉快的机会和创造社会的物质和文化环境,以改善身体健康、追求个人幸福以及生活质量。

积极生活具有日常性、广泛性、休闲性、过程性、连续性等特点。它包括:参与体育活动;有目的的中等强度体育运动;有一定结构的反复进行的身体锻炼活动;健身与体育辅导;集体体育活动,尤其是闲暇与休闲体育。其中中等强度的体育活动被认为是促进健康最佳的方法之一。

"积极生活"是一项对公共健康的最佳投资,是一种适合不同群体的、低投入的、简便易行的改善健康、预防疾病并最终实现健康的方法。与"积极生活"理念相对应的是体育生活方式的养成,所谓的体育生活化是指:"体育行为形成并融进个体或家庭生活过程,使之成为生活中不可缺少的日常行为"。"体育生活化"观点与"积极生活"的理念都集中地表现在,只有体育成为现代人生活重要的组成部分的时候,现代生活的质量和生活方式才是高水平的、积极的。

21世纪,中国社会生活方式将以合理、自由和丰富为原则,以文明、健康、科学为主要特征。人们生活的一个突出表现,就是使体育与自己的生活质量、与自己生命价值的体现形式联系得更加紧密,体育将以其独特的功能全面介入生活领域,而真正成为一种不可或缺的生活方式。

第五节 运动与个体行为

一、不良行为与健康

(一)行为方式在死亡原因分类中的影响

近年来,有越来越多的科学研究证明,行为方式直接影响人的健康,有关学者在分析13种主要死亡原因后总结出,不良行为方式是一个非常重要的致死因素,可见行为方式对人类健康、寿命的影响是很大的(表2-2)。

表2-2 死亡原因分类

死亡原因	占总死亡的比例	生物遗传因素	环境因素	行为方式因素	医疗服务因素
心脏病	34.0%	27	9	52	12
脑血管病	13.4%	21	22	50	7
肿瘤	14.0%	29	24	37	10

续表

死亡原因	占总死亡的比例	生物遗传因素	环境因素	行为方式因素	医疗服务因素
流感肺炎	3.8%	39	20	23	18
呼吸系统疾病	2.7%	23	24	40	13
外伤	3.8%	4	31	51	14
车祸	4.2%	1	18	69	12
血液系统疾病	2.6%	25	8	49	18
先天性畸形	0.8%	79	6	9	6
产伤及新生儿疾病	1.9%	28	15	3	27
糖尿病	1.8%	68	0	26	6
自杀	1.4%	2	35	60	3
凶杀	2.2%	5	30	65	0
合计	87.5%	27	19	43	11

(二)不良行为方式对健康的影响

不良生活和行为方式会直接或间接造成多种疾病的产生,如高血压、糖尿病、心脏病、溃疡病等,可见健康行为是身体健康的基础与前提条件。不良行为方式对人体健康的影响见表2-3。

表2-3 不良行为方式对健康的影响

疾病	饮食不当	酗酒	抽烟	缺乏锻炼	精神紧张
心脏病	++	+	++	++	++
高血压	++	++	+	++	++
中风	++	++	+	++	++
糖尿病	++	++	−	++	++
肺癌	−	−	++	−	−
溃疡病	++	++	++	−	++
骨质疏松	++	++	+	++	++
营养失调	++	+	−	−	++

注:++高度损伤;+危险;−无直接关系

二、体育行为与健康

合理的体育行为可促进身心健康,提高社会适应能力,从而逐步实现全面的健康。具体可参考第一章第三节,这里不再赘述。

第三章 全面健身运动处方的系统制定

体育运动健身是人们增强体质和增进健康的重要途径。但由于人的年龄、性别、身体健康状况、运动素质、运动能力等的不同,需要有针对性地选择适合的运动项目、运动负荷来达到理想的健身效果,因此必须科学合理地制定运动处方,并按照运动处方开展健身活动。本章就全面健身运动处方的系统制定进行研究,主要内容包括运动处方概述、体格检查、健康自我测评、运动处方的制定、运动处方的实施与评价。

第一节 运动处方概述

一、运动处方的概念

运动处方是对体育运动者或康复患者,根据医学资料,按其健康、体力以及心血管功能状况,用处方的形式对运动种类、运动强度、运动时间及运动频率作出规定,将运动中的注意事项提出,以对人们科学参加体育锻炼或进行身体康复活动进行指导的一种方法。一个合理的运动处方对体育运动者身体素质的发展具有重要的作用及意义。这主要表现在以下几个方面。

(1)良好的运动处方能有效改善运动者的身体状态,提高运动者的身体素质,同时还能预防各种疾病,如肥胖症、高血脂、冠心病等。

（2）按照运动处方的内容进行身体锻炼能有效提高综合运动能力，为掌握各种运动技能打下良好基础。

（3）按照制定好的运动进行体育锻炼，能有效避免运动损伤，提高身体锻炼的安全性。

二、运动处方的分类

以不同的标准为依据可以将运动处方划分为多种不同的类型，常见的分类方法有以下几种。

(一)依据体质的构成要素进行划分

1. 改善身体形态的运动处方

身高、体重、三围、坐高等指标都能够反映人的身体形态。针对人的身体形态对相应运动处方进行合理制定有利于指导运动者改善自身的身体形态。

2. 提高身体机能的运动处方

人身体的各个器官、各个系统以及人整体等多方面呈现出来的生命活动现象就是身体机能。针对人体的身体机能对运动处方进行相应的制定有利于促进人体各器官与系统功能的大幅增强与充分发挥。

3. 发展身体素质的运动处方

身体素质具体是指力量、耐力、速度、灵敏、柔韧等人体肌肉活动所呈现出来的能力。人体需要不断适应新的环境，而适应新环境就需要人体具备一定的身体能力，身体能力的要素就是各项身体素质。针对身体素质所制定的运动处方能够促进体育运动者身体素质的全面发展。

4. 调节心理状态的运动处方

人的心理是否健康直接影响人的身体健康，因此维持心理健康十分重要。心理健康的人往往情绪比较稳定、正常,其生理功能能够得到正常的发挥,并能够适应各种刺激(来自内环境与外环境)。对健心运动处方的制定很有必要,它对体育运动者的心理健康具有积极的促进作用。

5. 增强适应能力的运动处方

当人们所处的周边环境有所改变时,其会或主动或被动地调整自己的状态,使自己适应改变了的环境。针对体育运动者适应能力而制定的运动处方能够促进人们适应能力的不断提高,使人们在环境发生变化后及时调整状态,尽快适应新环境,以起到保护自己的作用。

(二)依据锻炼的器官系统进行划分

1. 呼吸系统的运动处方

呼吸系统的运动处方能够促进健身运动者呼吸系统功能的不断提高与改善,有效预防与治疗一些呼吸性疾病(气管炎、哮喘等)。

2. 消化系统的运动处方

消化系统的运动处方有利于促进体育运动者消化功能的提高与改善,有效防治消化不良的症状。

3. 心血管系统的运动处方

心血管系统的运动处方能够促进运动锻炼者心血管系统功能的提高,同样有利于对高血压、冠心病等疾病的防治。

4. 神经系统的运动处方

神经系统的运动处方能够有力地促进神经系统功能的提高与改善,防治一些神经系统疾病。

5. 运动系统的运动处方

运动系统的运动处方能够促进体育运动者运动系统功能的提高与发挥,有效防治关节炎、颈椎病等疾病。

(三)依据运动处方的实施环境进行划分

1. 家庭锻炼运动处方

家庭锻炼指的是主动体育运动者——家庭成员在其所居住的环境中进行身体锻炼的活动。家庭健身运动处方顾名思义就是针对家庭锻炼而制定的运动处方。家庭条件、家庭成员的性别、年龄、身心特征等是对家庭健身运动处方进行制定的主要依据。

2. 学校锻炼运动处方

学校锻炼属于区域性的体育活动之一,它开展的物质基础就是学校的体育设施。参与这项活动的主体是全校的学生。学校锻炼运动处方指的是以学校环境与锻炼条件为基础而制定的运动处方。具体在安排运动处方的内容时,要对学生的性别、年龄及身心特点进行充分的考虑,此外还要以学校所处的周边环境、软硬件设施与物质条件为具体依据。

3. 健身俱乐部锻炼运动处方

健身俱乐部锻炼运动处方指的是通过对俱乐部的条件加以利用而制定的运动处方。在健身俱乐部依据运动处方所进行的练习主要包括器械练习与舞蹈练习。

三、运动处方的特点

运动处方是体育运动者参加运动锻炼的指导性文件,体育运动者按照运动处方参加运动锻炼能有效提高自己的体质水平。

一般来说,运动处方具有以下几个特点。

(一)科学性

在制定运动处方的过程中,一定要严格按照运动医学、临床医学与运动科学的知识与原理进行,要保证运动处方的科学性、可操作性和实效性。大量的实践与事实证明,体育运动者按照运动处方进行运动锻炼,能很好地增强自己的身体素质,防治疾病,提高社会适应性。

(二)目的性

发展到现在,可供体育运动者选择的运动锻炼项目有很多,但无论是哪一种运动项目,其运动处方都要有明确的目标,如以健康促进为目标的运动处方,通常以强身健体和娱乐为主要目的。

(三)计划性

由于运动处方是按照一定的目标而制定的,因此具有较强的计划性。体育运动者依据运动处方进行运动锻炼,可使运动负荷量安排得当,锻炼得法,做到心中有数,同时也能提高运动兴趣,并逐渐养成终身运动的习惯。

(四)针对性

运动处方不是随意和任意制定的,其制定一定要有针对性。在制定运动处方的过程中,要针对运动者个人的健康状况、体能水平、兴趣爱好等实际情况进行,制定的运动处方要有一定的针对性和个性化。这样的运动处方才具有良好的适应性与促进健康的作用。

(五)安全有效性

体育运动者按照针对性和实用性较强的运动处方进行锻炼,

所花费时间不多,但能取得明显的成效。体育运动者在参加运动锻炼后,还要及时评价运动负荷量和运动效果,以积累运动的经验和避免运动损伤的发生。

四、运动处方的功能

运动处方是健身者进行身体活动的指导性条款,它主要根据运动者的体能水平和健康状况以处方形式确定其活动强度、时间、频率和活动方式。与一般的治疗方法相比,运动处方的效果更明显,其功能主要表现在以下几方面。

(一)提高心肺功能

总体而言,大部分的运动处方主要采取中等强度的有氧运动。有氧运动的作用主要体现在两个方面:一是可以降低安静时的心率;二是可以增强心脏的收缩力量,增加每搏输出量,提高心血管功能。

体育运动者按照运动处方参加锻炼,可以有效增强肺部组织的弹性、提高肺活量和增加机体的摄氧量,全面改善呼吸系统的功能状况。相关研究表明,经常参加运动锻炼的人其肺活量比不经常锻炼的人的肺活量要高出 500~1 000 毫升。

(二)提高人体免疫力

人体有一套免疫系统,通过免疫系统,人们能够保持机体的相对平衡,进而为参加各种活动提供保障。但是如果免疫功能出现异常情况,就会导致机体的生理失衡,进而影响到整个机体的正常生理状态,人的抵抗力就会大大降低,容易导致各种疾病。

体育运动者根据已制定好的运动处方参加运动锻炼,能有效增强人体的免疫力,有效避免运动损伤。合理适宜的运动负荷可以对机体中枢神经、呼吸、心血管、内分泌等系统产生刺激,从而使这些系统产生形态和功能上的适应性变化,进而使人体的免疫系统得到增强。

(三)治疗现代文明病

人类在享受现代文明带给我们便利和实惠的同时,也受到现代文明病的侵蚀。在如今激烈的竞争条件下,人们长时间的紧张状态导致了抑郁、焦虑、恐惧等心理疾病,现代工作条件的改善和生活水平的提高使人们肢体因缺少锻炼而导致颈椎病、肩周炎、肥胖症、冠心病、高血压、高血脂等各类疾病接踵而至,威胁着人类的健康。在这样的背景下,参加运动锻炼就成为治疗现代文明病最为有效的方式,但是如果没有一定原则与方法的盲目的运动锻炼则会对机体产生较大的伤害,得不偿失。而制定符合自身实际情况的运动处方恰好能够满足人们的这种需求。因此这就是运动处方的价值所在。

第二节 体格检查

一、体格检查的概念与目的

(一)体格检查的概念

体格检查是运用感官(眼、耳、鼻)或借助医学检查工具来了解人体身体状况的基本方法。通过定期体格检查,可以了解人体的体质状况和健康水平,通过分析体格检查资料,能够建立人体的健康档案,从而更好地研究不同年龄阶段人体体质状况与健康水平的变化规律,并及时发现和预防疾病,保障人体的健康。

(二)体格检查的目的

在体育运动中进行体格检查的目的如下。
(1)了解运动者的身体健康状况和身体机能水平。
(2)判断儿童青少年的身体发育和成熟程度。

(3)观察运动者是否有近视、脊柱变形、心电图异常、四肢形态异常、视网膜病变、扁平足等身体病变,并分析这些缺陷与病变是否会影响其对某些运动项目的参与。

(4)充分了解运动者的健康和伤病状况,为其参与体育运动提供科学的医疗保障。

(5)检查运动者的身体是否存在易患伤病的因素,是否有运动性损伤。

(6)为运动者提出科学的体育卫生要求以及合理的忠告和建议,从而有效预防运动性伤病,保障运动者的健康。

二、体格检查的内容

(一)一般史和运动史

1. 一般史

一般史的主要内容包括家族史、病史、生活史、过敏史。对运动者进行医学评定和诊断,需要以全面、客观的病史采集信息为基础。一般从以下几方面来了解一般史。

(1)询问运动者的生活制度、劳动条件、营养条件、有无不良生活习惯(喝酒、吸烟及偏食等)等情况,以了解运动者的生活史。

(2)询问运动者是否有既往病史(如肺结核、麻疹、风湿病、肝炎、脑震荡、昏厥等),是否有伤病后留下的后遗症等。

(3)询问运动者是否对花草、蚊虫以及药物过敏。

(4)询问运动者是否有50岁前发生心肌梗死的直系亲属,从而判断其是否存在家族性心脏危险因素。

(5)询问运动者在以往的心脏检查中是否有杂音,心电图正常与否,是否做过心脏相关手术。

2. 运动史

运动者参与体育运动的情况就是其运动史,调查运动者的运动史,主要就是对其是不是经常进行体育运动锻炼、经常参与哪些运动项目、运动年限、运动成绩、是否有过运动性损伤或疾病等情况进行了解。

(二)形态测量

在体格检查中,对人体基本形态的测量是非常重要的一部分。该项检查一般在早晨实施,并且要确保检查对象处于空腹状态。体重计、肺活量计和皮尺等是形态测量的常用工具。主要测量内容有体重、身高、胸围、颈围、四肢围、肩宽、骨盆宽、胸廓前后径、胸廓横径、皮皱厚度、脊柱形态、腿形与足形等。

(三)体表检查

对运动者进行体格检查时,要特别注意对体表情况的检查,通过进行体表检查,能够对运动者的身体发育和训练水平进行评价,这有利于运动者进行运动专项的选择。要在光线明亮、温度适宜的检查室内进行体表检查。体表检查的内容包括甲状腺、皮肤黏膜、淋巴结、鼠蹊环等。

(四)内脏器官系统物理及功能检查

内脏系统物理及功能检查的主要内容包括呼吸系统、运动系统、神经系统、心血管系统等。

三、体格检查的方法

(一)视诊

通过视觉来对被检查者全身或局部表现进行观察的诊断方法就是视诊,其可以分为局部视诊和全身视诊。

通过局部视诊,能够对被检查者皮肤、黏膜、舌苔、巩膜、透镜、胸廓、腹形、四肢、肌肉、骨骼、关节外形等身体各部位的变化情况进行了解。

通过全身视诊,能够了解被检查者的年龄、发育、营养、意识状态、面容、表情、体位、步态和姿势等一般状态。

(二)听诊

以听觉听取被检查者身体各部位发出的声音特点而判断正常与否的诊断方法就是听诊。检查者可以用听诊器检查,也可以直接用耳检查。临床医师一般都需要具备用听诊器听诊这一项基本功,以此来对病人的心肺健康与疾病情况进行诊断。通过借助听诊器,检查者可以听到肺部的呼吸音(正常或病理)以及心脏的心音、心率和心律等。

(三)叩诊

叩诊是指运用手指叩击身体表面的某一个部位,以震动和声音的特点为依据来对该部位的器脏状态是否正常进行判断的方法。叩诊时,被检查者的检测部位需充分暴露,并要放松肌肉,检查者要特别注意听对称部位音响的不同。叩诊多用于以下检查中。

(1)确定肺脏的边界,判断胸膜的病变情况、胸膜腔中的液体量或气体量、肺部病变部位的大小和性质等。

(2)确定心脏的边界、大小以及形状。

(3)判断肝脏的边界、有无腹水等。

(4)判断子宫、卵巢、膀胱有无肿大等情况。

(四)触诊

通过手的感觉进行判断的诊法就是触诊。触诊时,检查者通常会用到指腹和掌指关节。对身体各部位进行检查都可以采用触诊的方法,对腹部进行检查尤其需要采用这一方法。有些体征(如体温、湿度、震颤、摩擦感以及身体包块的位置、大小、轮廓、硬度、表面性质、移动度和压痛等)经过视诊检查后可能还不能够明确,这时需通过触诊来进一步明确。

第三节 健康自我测评

健康不仅仅是指身体层面的生理健康与体质强健,还体现为身心健康、精神愉快、饮食习惯良好、人际交往正常和社会适应的完美状态。下面主要分析一些常用的健康自我评测方式,以帮助运动者更好地了解自身的健康状况。

一、饮食习惯目标评测

饮食是生存的保障,也是人生的一种享受,饮食习惯良好是健康的基础。但是许多人不注意,吃得太多,超过身体需要导致营养过剩;也有人为了保持苗条而节食,最后会变成厌食者。回答下列问题可以分析自己的饮食习惯是否适当,是否需要改进。为使答案符合实际情况,请将一周所吃的食物以及进食的时间和地点记录下来,回答下列问题,选择答案 A、B、C,进行饮食习惯的自我评测,见表 3-1。

表 3-1 健康饮食的自我评价

1. 通常每天吃几餐
A. 三餐以上
B. 两餐
C. 一餐
2. 每天吃早餐
A. 每天吃
B. 每周吃 1 至 2 次
C. 很少吃早餐
3. 早餐吃的什么
A. 谷类食物、烤面包和饮料
B. 油炸食物、油条、煎鸡蛋
C. 只有饮料

续表

4. 每天吃几次点心
   A. 极少吃或从来不吃
   B. 1 至 2 次
   C. 3 次以上

5. 经常吃水果和蔬菜吗
   A. 一天 3 次
   B. 每天 1 至 2 次
   C. 一周三、四次或不到三、四次

6. 一周吃几次肉
   A. 少于 3 次
   B. 3 至 6 次
   C. 多于 6 次

7. 吃饭往食物里加盐吗
   A. 偶尔
   B. 适度
   C. 很多

8. 一周吃几次鱼
   A. 两次以上
   B. 2 至 3 次
   C. 超过 4 次

9. 经常吃油炸食品吗
   A. 一周 1 次或不到 1 次
   B. 每周 3 至 4 次
   C. 几乎天天吃

10. 经常吃奶油甜品或巧克力
    A. 一周 1 次或不到 1 次
    B. 每周 1 至 4 次
    C. 几乎天天吃

11. 面包上涂些什么
    A. 人造黄油
    B. 牛油与人造黄油的混合物
    C. 牛油

12. 经常吃全谷食物或全麦面包吗
    A. 每天吃
    B. 每周吃 3 至 4 次
    C. 很少吃

续表

13. 从肉类上去掉多少肥肉再烹饪或进食 　　A. 所有可见肥肉 　　B. 部分肥肉 　　C. 很多 14. 每天喝几杯咖啡 　　A. 2杯或少于2杯 　　B. 3至5杯 　　C. 多于6杯 15. 每周喝几次酒 　　A. 1次或不到1次 　　B. 1至2次 　　C. 2次或超过2次 评定：A记2分，B记1分，C记0分。把得分加起来。 25～30分：说明饮食非常合适，几乎不用做什么改进。 15～20分：说明饮食尚可，但某些方面需做改进。 0～15分：说明饮食非常不合适，需做相当大的改进。

二、心理健康的自我评估

随着医学科学的发展，人们开始意识到如果单单从生物学角度来对人们的健康认识进行评价是不全面的，心理健康、社会的适应能力是非常重要的，它会对人的生存质量产生重要的影响和决定作用。下面介绍一种对个人心理状况进行比较全面评估的方法，见表3-2。

表3-2　心理健康测量表

以下检测内容，每问有4种答案，阅读每个问题后，选择与自己实际情况相近的答案，并做出记号。 1. 到新环境你感到紧张恐惧吗？ 　　A. 不 　　B. 有点紧张 　　C. 比较紧张 　　D. 很紧张，甚至有恐惧感

续表

2. 你常常想一些与"死"有关的问题吗?
   A. 不
   B. 很少想
   C. 比较想
   D. 经常想

3. 你寄出信后怀疑自己写错姓名,对吗?
   A. 不对
   B. 有点对
   C. 比较对
   D. 很对

4. 你与朋友或同事发生摩擦后
   A. 感到不应该,并能很快忘记
   B. 有点不快,但仍能与其正常交往
   C. 牢记心中,难以忘记
   D. 感到苦恼,甚至怀疑会被人冷落

5. 你在别人观看或监督下,自己熟练的工作会出现失误吗?
   A. 不会
   B. 会
   C. 较明显
   D. 很明显

6. 在黑暗中你害怕吗?
   A. 不
   B. 有点
   C. 比较害怕
   D. 非常害怕

7. 你的注意力容易集中吗?
   A. 容易
   B. 不太容易
   C. 较容易
   D. 很容易

8. 你是否愿意一个人待着?
   A. 不愿意
   B. 不太愿意
   C. 较愿意
   D. 很愿意

续表

9. 你遇事总是优柔寡断吗?
   A. 极少
   B. 有点
   C. 较多
   D. 经常

10. 你对自己的要求是否苛刻?
    A. 不
    B. 有点
    C. 比较是
    D. 总是

11. 你是否总怀疑自己的能力?
    A. 从不怀疑
    B. 很少怀疑
    C. 有时怀疑
    D. 经常怀疑

12. 你经常因回想伤心事而暗自流泪吗?
    A. 不对
    B. 有点对
    C. 比较对
    D. 很对

13. 你对比自己优秀的朋友或同事嫉恨吗?
    A. 从不
    B. 有点
    C. 较嫉恨
    D. 非常嫉恨

14. 你经常有一种失落感吗?
    A. 没有
    B. 很少有
    C. 有时有
    D. 经常有

15. 你经常怀疑别人在背后议论自己吗?
    A. 从不
    B. 极少
    C. 有时怀疑
    D. 经常怀疑

续表

16. 你经常莫名其妙地发脾气吗?
    A. 从不
    B. 很少
    C. 有时发
    D. 经常发
17. 你对生活与工作是否自信?
    A. 很自信
    B. 较自信
    C. 不太自信
    D. 缺乏自信或常常超过自信
18. 你能很好地调节与控制自己的情绪吗?
    A. 能
    B. 基本能
    C. 不太能
    D. 不能
19. 你经常对什么都看不惯吗?
    A. 不是
    B. 很少是
    C. 有时是
    D. 经常是
20. 生活中你有一种不安全感吗?
    A. 没有
    B. 有,不明显
    C. 有,较明显
    D. 有,很明显
21. 睡眠中你经常做梦吗?
    A. 极少做
    B. 有时做
    C. 较多做
    D. 经常做
22. 你总喜欢获得满足与快慰吗?
    A. 不
    B. 有点
    C. 较喜欢
    D. 很喜欢

续表

评定：将你选择的 A、B、C、D 四种答案，按 3、2、1、0 分计分，90 分为满分，再按照以下评分标准评定。 76～90 分为心理非常健康。 61～75 分为心理健康。 46～60 分为心理比较健康。 31～45 分心理不太健康。 16～30 分为心理不健康。 0～15 分为心理很不健康。 评出自己的心理健康状况后，分值在 0～45 之间者，应该在日常生活与工作中有针对性地进行调控，有意提高自己的心理素质，以增进心理健康。

三、行为健康的测量与评价

健康的人，要具备健康的行为，对自己的生活方式是否健康进行评测，心理学家编制了很多问题供自评自测，见表 3-3。

表 3-3　健康生活方式问卷

1. 如果早上你必须早点起床，你就： 　A. 调好闹钟 　B. 要求别人叫醒 　C. 听其自然 2. 早上醒来后，你是： 　A. 立即从床上跳下来开始工作 　B. 不慌不忙起床，做一些轻松体操，然后开展工作 　C. 发现时间还早，还可以再睡几分钟，就继续躺在被窝里磨时间 3. 在通常情况下，你的早餐是： 　A. 稀饭干粮 　B. 牛奶面包 　C. 不吃不喝饿一顿 4. 每天上班你的习惯是： 　A. 准时赶到工作地点 　B. 可稍早稍晚，前后相差半小时左右 　C. 灵活掌握

续表

5. 午饭时间你总是:
   A. 急匆匆,在食堂对付一口就算完
   B. 慢吞吞,有时还少量喝点酒
   C. 从从容容坐下来吃饭,饭后还小憩片刻

6. 不管工作多忙,事情多烦,责任多重,你和同事也总是尽可能地有说有笑,这种情况:
   A. 每天都有
   B. 有时存在
   C. 很少出现

7. 如果在工作中发生争论或矛盾,你对付的办法是:
   A. 争论不休
   B. 反应冷漠
   C. 明确表态

8. 每天下班后,你回家的时间是:
   A. 不超过20分钟
   B. 在1小时之内
   C. 在外面泡1小时以上

9. 业余时间你是:
   A. 会见朋友和参加社交活动
   B. 参加各项体育运动、娱乐运动或看电影
   C. 从事家务劳动

10. 对待探亲访友和接待来客,你的态度是:
    A. 可以增长见识,排除杂念,积极休息
    B. 浪费时间,又赔钱
    C. 讨厌

11. 晚上睡觉时间你总是:
    A. 在同一时间
    B. 凭自己高兴
    C. 事情做好之后

12. 如果有假期,你是怎样使用的:
    A. 集中一次过完
    B. 一半安排在夏季,一半安排在冬季
    C. 待有家事时就使用

13. 运动在你生活中所占的地位:
    A. 只是喜爱看别人运动
    B. 常在空气新鲜的地方做做操、打打拳
    C. 不喜欢运动,自己也从来不运动

续表

```
14. 最近两个星期内(即使只有一次),你曾经:
    A. 到外面游玩过
    B. 参加过体力劳动或运动
    C. 散步 4 000 米以上
15. 暑假你是这样度过的:
    A. 消极休息
    B. 做点体力劳动
    C. 散散步,也参加体育活动
16. 你的自尊心的表现方式是:
    A. 不惜任何代价要达到目的
    B. 深信努力将会结出果实
    C. 用各种方式向别人暗示,要他们对你做出正确评价
```

上述每一个选项的加权分值是不一样的,下面再给出一个选项得分表,见表 3-4。

表 3-4　健康生活问卷的分值表

情况	得分值															
	1	2	3	4	5	6	7	8	9	10	11	12	13	14	15	16
A	30	10	20	0	0	30	0	30	10	30	30	20	0	30	0	0
B	20	30	30	30	10	20	0	10	20	0	0	30	30	30	20	20
C	0	0	0	20	30	0	30	0	30	0	0	10	0	30	30	10

评价:

160 分以下:你的状况不佳。如果你已经感到身体不舒服,特别是心血管系统不太正常的话,很可能是那些有害于健康的生活方式造成的。在这种状况下,需要彻底改变现在的生活习惯,抵制恶习,把健康夺回来,还为时不晚。

160~280 分:你处在"中游"水平。但是,如果长此下去,将很难健康地工作和生活。但从现在开始注意还不晚。要改变那些有害的不卫生习惯和生活方式。请接受忠告,不要把可以防患于

未然的事放到明天去做。

281~400分:分数在这个范围内的人能在工作繁忙的情况下掌握恢复工作能力的艺术,只要根据自己的机体特点更加合理地安排工作和生活,还是有提高效率和创造性的潜力。

401~480分:你是一个善于生活、工作和休息的人。你不必担心刻板、规律的生活会使你单调,相反,积聚的精力和健康的体魄会使你的生活过得更加丰富多彩、更有意义和富有创造性。

第四节 运动处方的科学制定

一、科学制定运动处方的原则

制定运动处方时需要遵循一定的原则,这些原则主要有安全性原则、针对性原则、渐进性原则、全面锻炼原则和可操作性原则等,下面具体分析。

(一)体力为主原则

运动健身者有性别和年龄的差异,这会对参加者的运动健身效果有影响,应该根据这些具体情况制定适宜的运动健身处方,但是相对于这些影响因素,参加者体力的影响更为直观,体力的差别会导致运动健身的差别也更大。因此,根据体力(在运动健身中主要指耐力)作为主要参考因素而制定的运动健身处方一般较为符合运动健身的实际情况。

(二)区别对待原则

不同的人具有不同的身体素质,男人的身体素质肯定和女人不同,老人的身体素质肯定和小孩不同,即使是同一个人在不同的时间段、不同的环境下,身体素质肯定也会有所变化。在今天制定的处方未必适合明天,为男人制定的运动处方未必适合女人,为老人制定的运动处方也肯定和小孩的有所不同。从这个意义上来说,运动健身处方的制定必须因人制宜,因时制宜、并且随着环境的变化而变化。对于身体条件比较差的人,在制定运动健身处方的时候受到的限制就会多一些,而对于身体素质好的人来说,受到的限制就会少一些。对于身体素质差的人,在制定运动健身处方的时候要对其内容进行严格规定;对于身体素质好的人在制定运动健身处方的时候就会有比较高的自由度,对运动处方的内容不必严格规定。如对于年老体弱的人,从散步到步行是容许的运动,而对于年富力强的青少年,从跑步到所有的运动都是健身处方的内容。锻炼前体质差的人,从事强度较小的运动就能收到显著效果,而锻炼前体质强的人,则要求较高运动强度的刺激,才能见效。

(三)持之以恒和渐进性原则

制定运动处方的目的是进行有效的锻炼,从而更有效地增强体质,提高参与者的身体素质水平。而重复的训练很容易让参与者产生厌倦情绪,所以在制定处方时要考虑参与者的个人兴趣。这样才能有利于训练的持之以恒,从生理学的角度看,如果运动健身不能持久进行,就很难使运动健身效果定型,所以在制定运动处方时,就要充分考虑参与者的兴趣因素,尽量使参与者可以长期进行运动。

人体对于运动健身强度有一个缓慢的适应过程,在这个过程中人的身体素质会随着对运动的适应渐渐增强。在制定运动处方时,要充分考虑这一点,注意运动健身的渐进性,使制定的健身处方可以与身体素质增强的幅度一致。

(四)定期调整原则

在制定运动健身处方时,一般要综合考虑参加运动健身者的身体素质和环境等情况。要根据个人的身体检查结果,科学合理地制定健身计划。对于制定好的运动健身处方在具体实行过程中也要根据实践反馈合理地进行调整,要尽量使运动健身处方符合运动的实际情况。因为运动者的身体状况会随着运动健身发生一系列的改变,适合初始适合的运动处方不一定适合于以后的。随着运动者身体素质的变化,必须要重新制定处方,以求适合新的要求。

(五)保持安全界限和有效界限原则

运动健身的主要意义就是提高人的身体素质,在制定运动健身处方时要注意使运动健身达到能够改善心血管和呼吸功能的有效强度,这个强度是一个有阈值的范围。如果运动健身的训练强度太大,超过这个强度的上限,就可能对人身体造成危害,这个上限的强度就是运动健身的安全界限;如果运动健身的强度太小,打不到这个强度的下限,就会没有运动效果,这个下限就是运动健身处方制定的有效界限。在安全界限和有效界限之间,就是运动健身处方安全而有效的范围。

二、科学制定运动处方的程序

制定运动处方时,需要掌握以下四个步骤。

(一)健康调查与评价

健康调查与评价的主要目的就是了解运动者的基本健康状况和运动情况。需要了解和掌握的基本情况如下所述。

1. 询问病史及健康状况

既往病史、现有疾病、家族史、身高、体重、目前的健康状况、疾病的诊断和治疗情况等。

2. 了解运动史

体育运动者的运动经历、运动爱好和特长、过往运动锻炼中是否发生过运动损伤等。

3. 了解运动目的

了解体育运动者的运动目的和动机，对通过运动来改善健康状况的期望等。

4. 了解社会环境条件

体育运动者的生活条件、学习及工作环境、可利用的运动设施和条件、有无健身和康复指导等。

(二)运动试验

运动试验要根据检查的目的和被检查者的具体情况而定。一般来说，运动试验主要应用于以下范围。

(1)为制定运动处方提供必要依据，提高运动处方的安全有效性。

(2)评定体育运动者心脏的功能状况。

(3)评定体育运动者体能素质。

(4)用于冠心病的早期诊断，及评定冠心病的严重程度及心瓣膜疾病的功能。

(5)运动试验可作为康复治疗效果的评定指标。

随着时代的不断发展，运动试验的应用范围也越来越广。目前，逐级递增运动负荷的方法在运动试验中开始得到采用。测定时需要对跑台和功率自行车进行借助。递增负荷运动试验指的是，在试验的过程中，将负荷强度逐渐增加，同时对某些生理指标进行测定，直到受试者达到一定运动强度的一种运动耐量试验。

(三)体质测试

在运动处方中，选择运动项目、运动强度、运动密度，制定运动处方都要以体质测试结果为主要依据。体质测试的内容有很多，主要内容如下。

1. 呼吸系统测试

呼吸系统测试的内容有很多,主要包括肺活量测定、通气功能检查、呼出气体分析、屏气试验、日常生活能力评定等。

呼吸系统测试能很好地测试出人体的运动能力,对于一些有氧运动项目来说,呼吸系统的功能非常重要,因此进行呼吸系统测试非常必要。

2. 心血管系统测试

心血管系统测试主要包括静态检查和动态检查两种。测试的指标主要有心率、血压、心电图等。通过心血管系统测试,可以有效测试出受试者的心脏功能,帮助其制定出科学的运动处方。

3. 有氧耐力测验

有氧耐力测验的内容主要包括走、跑、游泳三种方式。目前,常采用的测试方式有定运动时间的耐力跑和定运动距离的耐力跑。

4. 运动系统测试

运动系统的测试主要是肌肉力量的测试,主要包括手法肌力围度测试和手法肌力测试两种。

(1)围度测试

围度测试方法是根据肌肉力量的大小与肌肉的生理横断面有关的生理常识来测试肌肉力量的方法。这种测试的指标主要有上臂围度、前臂围度、大腿围度、小腿围度、髌骨上5厘米的围度、髌骨上10厘米的围度等。

(2)手法肌力测试

让受测试者在适当的位置,肌肉做最大的收缩,使关节远端做自下向上的运动,同时由测试者施加阻力或助力,以此来观察受试者对抗地心引力或阻力的情况。

(四)制定处方

通过上述测试结果可以清楚地了解体育运动者的身体健康状况,同时也能了解运动者的体力水平及运动能力的限度,以这些实际情况为依据对运动处方进行制定是比较科学的。

对运动处方进行制定时,需注意以下几点。

1. 事先做好身体检查和准备活动

在对运动处方进行制定之前,要检查运动者的身体,测定其体力情况,以此来把握运动者的身体基本情况和其能够承受的运动负荷,这有利于保障体育锻炼的安全性。准备活动也是必须要做到位的,不要过于追求锻炼效果而忽视了准备活动的重要性。

2. 科学确定处方的运动负荷

(1)体育锻炼计划的制定要充分运用运动医学及运动生理学的相关知识。

(2)要综合判断体育运动者的体力能力、生活及工作状态等情况,以此来科学合理地确定运动负荷。

3. 督促运动者执行规定的要求

(1)要向运动者指明哪些运动项目有危险,或者不适合参加。

(2)要使运动者明确自我观察与监督运动负荷的指标,并将指标发生变化时锻炼停止的事项告知运动者。

(3)向运动者传授生理卫生的常识。

4. 指导运动者定期复查身体和测定体力

通常情况下,运动者坚持一季度到半年的体育锻炼之后,就要对自己的身体状况进行复查,并对自己的体力进行测定,以此来对身体状况的变化进行了解与评价,同时也可以对体育锻炼的效果进行评价,将反馈信息提供给运动者,以便其对运动处方进行调整或重新制定。

5. 充分考虑身体素质

对运动处方进行制定时,要特别注意运动者的体力状况,这要比考虑运动者的年龄和性别更重要。所以,运动处方的安排不仅要以性别年龄为依据,还要对运动者的身体状况进行充分的考虑。

6. 考虑环境因素

运动产生的生理反应会受到环境的影响,寒冷或高温的环境、高原气候或空气污染严重的环境等都会对生理反应产生影响。运动处方要随着运动环境的改变而进行调整,以使运动者的生理能够适应不同的环境。在炎热的环境中锻炼时,应该对运动进行适当的限制,在运动过程中要注意补液的重要性。在寒冷的冬天锻炼时,要注意防止冻伤现象的发生,要多穿衣服,将头部和四肢保护好。患有疾病的人最好在温暖的天气中进行健身锻炼。

第五节 运动处方的实施与评价

一、运动处方的实施过程

运动处方的实施一般包括以下三个部分。

(一)准备活动部分

准备活动部分对体育运动者开始参加运动锻炼具有重要的作用,它有助于体育运动者的身体从安静状态到工作(运动)状态的逐渐转变,使机体能够对运动强度较大的训练部分的运动慢慢适应,这就使心血管、呼吸等内脏器官系统因为突然承受较大运动负荷而产生意外的可能性降低了,也能够使肌肉、韧带、关节等运动器官损伤的概率降低。在准备活动部分中,常采用运动强度小的有氧运动和伸展性体操,如步行、慢跑、徒手操、太极拳等。准备活动部分的时间,可根据不同的锻炼阶段灵活地变化。在开始锻炼的早期阶段,准备活动的时间可为10～15分钟;在锻炼的中后期,准备活动的时间可减少为5～10分钟。

(二)基本活动部分

基本活动部分是运动处方最为重要的内容,是体育运动者达到康复或健身目的的主要途径。这一部分的运动内容、运动强度和运动时间等都应按照具体的运动处方来实施。

(三)整理活动部分

整理活动部分也是运动处方的重要内容之一,在运动结束后,体育运动者不应立即停止运动,而应参加一些整理活动,这样才能促进运动机体的有效恢复。整理活动的主要作用是避免出现因突然停止运动而引起的身体不适状态,如头晕、恶心等,对防止运动损伤有良好的效果。一般来说,散步、放松体操、自我按摩等是比较常见的整理活动方式,时间一般在5分钟左右。

二、运动处方的效果评价

经过一段时间的运动处方锻炼,可以选择一些指标进行测试,评价锻炼效果,并根据评价结果对运动处方进行修改与完善。

(一)运动负荷指标测评

1. 心率

一般认为,心率达到本人最高心率的65%～85%时运动负荷处于最合理的状态,训练效果最佳。具体的计算公式如下。

$$最大运动心率=220-心率$$
$$合理运动负荷上限=最大运动心率×85\%$$
$$合理运动负荷下限=最大运动心率×65\%$$

2. 脉搏

体育健身运动会使人体的功能产生一系列的变化,但即便是进行最大运动负荷也应该在2~3天内恢复。检查身体是否恢复最简单的方法就是对晨脉与血压进行测量。如果安排的运动负荷适宜,晨脉变化不会超过正常的3~4次/分钟。

3. 血压

血压的变化幅度应在10毫米汞柱以内。健身者如果在体育健身之后的几日内,脉搏与血压持续地上升,则说明运动负荷偏大,容易发生过度疲劳。

(二)柔软度测评

1. 人体柔软度概述

人体柔软度是指人体关节的结构与关节周围肌肉、韧带、皮肤与脂肪等软组织的伸展性与弹性。通常来讲,人体的柔韧性与中枢神经系统对肌肉的调节功能,尤其是肌肉紧张与放松的能力存在着密切的联系。

2. 人体柔软度测评方法

(1)基础测评

测试方法:受测者赤足坐于垫上,双腿并拢,膝关节伸直,脚尖朝上(布尺拉于两腿之间)。受测者足跟底部与布尺25厘米记号平齐。上身缓慢往前伸展,双手尽可能向前伸,当中指触及布尺后暂停1~2秒,以便记录。一共测量3次,取其中最佳值作为评价依据。

评价标准:受测者所得数值越高,就表明其柔软度越好,健身效果也就越好。

(2)坐位体前屈测试

测试方法:受测者准备好坐位体前屈箱、垫子及记录表,赤足,面对箱子坐在垫子上,脚掌抵住箱子底板,双腿伸直。双手指尖慢慢地向前移动。保持直膝,移到最远的位置并保持1秒(表3-5)。重复该动作3次,取其中最好的成绩。

评价标准:读数越高表明受测者的腰背及大腿后肌的柔软度越好,这样有助于预防腰背痛及运动受伤。

表3-5 坐位体前屈评价标准(单位:厘米)

	年龄(岁)	欠佳	尚可	一般	良好	优异
男	<20	≤18	19～30	31～34	35～39	≥40
	20～29	≤23	24～28	29～32	33～36	≥37
	30～39	≤18	19～26	27～31	32～34	≥35
	40～49	≤15	16～23	24～27	28～31	≥32
	50～59	≤12	13～21	22～25	26～28	≥29
	≥60	≤10	11～18	19～22	23～28	≥29
女	<20	≤32	33～37	38～39	40～41	≥42
	20～29	≤28	29～34	35～37	38～41	≥42
	30～39	≤26	27～32	33～35	36～39	≥40
	40～49	≤23	24～29	30～32	33～36	≥37
	50～59	≤22	23～29	30～32	33～35	≥36
	≥60	≤18	19～25	26～28	29～32	≥33

(三)肌适能测评

1.肌适能概述

运动生物学认为,人体的肌适能主要包括肌肉力量与肌肉耐力两方面。肌肉收缩时所产生的最大力量,就是所谓的肌肉力量。力量是进行一切身体活动的基础,人在生活或工作中进行的活动基本上都需要对抗阻力。肌肉保持长时间收缩的能力就是所谓的肌肉耐力,肌肉耐力是人们正常工作的一项重要因素。肌肉力量与肌肉耐力的测评都能够对体育健身效果进行有效评价。

2. 肌适能测评内容及方法

(1)手握力

测试目的:对前臂肌肉力量进行测量。

测试器材:握力器、记录表。

测试方法:对手握位置进行调整;直立,手放在身体两侧;手拿握力计,指针朝向外边;将手柄用尽全力握住;左右手依此做3次,每次之间可适当休息片刻(30秒左右),左右手各取最佳成绩,然后对最佳成绩的总和进行记录。

评价标准:对照表3-6进行评价,测试中,数值越高,表示前臂肌肉力量越强,一般也表示上肢肌力强,同时也表明受试者取得了良好的健身效果。

表3-6 握力评价标准(单位:千克)

	年龄/岁	欠佳	尚可	一般	良好	优异
男	6	≤13	14~17	18~20	21~24	≥25
	7	≤17	18~19	20~23	24~27	≥28
	8	≤19	20~23	24~28	29~31	≥32
	9	≤22	23~26	27~30	31~36	≥37
	10	≤25	26~30	31~35	36~40	≥41
	11	≤28	29~34	35~40	41~48	≥49
	12	≤36	37~44	45~57	58~65	≥66
	20~29	≤60	61~69	70~81	82~91	≥92
	30~39	≤60	61~68	69~80	81~89	≥90

续表

	年龄/岁	欠佳	尚可	一般	良好	优异
女	6	≤11	12~14	15~19	20~21	≥22
	7	≤13	14~17	18~20	21~24	≥25
	8	≤17	18~20	21~24	25~29	≥30
	9	≤19	20~23	24~28	29~32	≥33
	10	≤23	24~28	29~34	35~40	≥41
	11	≤27	28~32	33~38	39~44	≥45
	12	≤31	32~37	38~43	44~48	≥49
	20~29	≤34	35~39	40~47	48~54	≥55
	30~39	≤36	37~40	41~49	50~55	≥56

(2)1分钟仰卧起坐测试

测试目的:对腹部肌肉耐力进行测量。

测试器材:秒表、垫子、记录纸。

测试方法:

①两人一组,受试者在垫子上仰卧,膝部成90°弯曲,同伴将其双踝按住,以使其身体固定,并对其完成次数进行记录。

②受试者交叉两臂在胸前平放,手掌在双肩上放置,用这一姿势开始。

③同伴发出"预备""开始"的口令。

④受试者从仰卧姿势开始,卷腹团身到肘部与大腿碰触,然后还原到起初的仰卧姿势算完成动作一次。双臂必须与上身紧贴。

⑤同伴对受试者在1分钟内最多完成的次数进行记录。受试者在接受测试的中途可以适当休息。

⑥同伴在受试者接受测试时不断报数,到1分钟时叫"停",并停止报数。

⑦同伴与受试者互换角色,接受测试。

评价标准:受试者用1分钟时间完成仰卧起坐的次数越多,腹肌耐力就越强,健身效果就越好(表3-7)。

表 3-7　1 分钟仰卧起坐评价标准(单位:次)

	年龄(岁)	欠佳	尚可	一般	良好	优异
男	12~14	≤14	15~26	27~35	36~42	≥43
	15~17	≤15	16~27	28~37	38~47	≥48
	18~29	≤16	17~28	29~40	41~50	≥51
	30~39	≤12	13~23	24~32	33~43	≥44
	40~49	≤10	11~22	23~27	28~38	≥39
	50~59	≤7	8~16	17~21	22~33	≥34
	≥60	≤5	6~12	13~17	18~30	≥31
女	12~14	≤13	14~21	22~26	27~34	≥35
	15~17	≤14	15~22	23~27	28~35	≥36
	18~29	≤13	14~21	22~26	27~34	≥35
	30~39	≤10	11~19	20~25	26~32	≥33
	40~49	≤8	9~18	19~23	24~30	≥31
	50~59	≤5	6~12	13~17	18~28	≥29
	≥60	≤4	5~10	11~14	15~25	≥26

第四章　全面健身运动处方的实施保障

在全面健身运动处方的实施中,需要运用临床医学、体育学理论知识和方法来进行医务监督与指导,做好医务保健工作,这样才能保障运动者的安全与健康,使运动者顺利达到预期的运动效果。此外,运动者也要加强自我监督,为自身的健康与安全负责。本章主要就全面健身运动处方的实施保障进行研究,主要从自我医务监督、运动疲劳恢复、运动伤病处理三个方面展开。

第一节　自我医务监督

一、医务监督概述

(一)医务监督的概念

医务监督是以运动解剖学、运动生理学、运动生物化学、运动心理学、运动病理学等学科理论为基础,从医学生物学的角度揭示体育运动、训练和竞赛的规律,全面检查和观察从事体育运动的人的身体,评价其发育水平、训练水平以及健康状况,为教练员提供科学训练的依据,保证运动训练顺利进行并取得好成绩的一种手段。医务监督是在医学观察下,合理、科学地进行体育运动,以达到保证健康、预防伤病、提高运动技术水平的目的。对体育运动者进行医务监督具有十分重要的意义。

(二)医务监督的意义

医务监督具有两方面的意义。

(1)在运动过程中,有计划、有系统地对运动者进行医务监督,可以了解其身体训练水平和机能状态的变化情况,了解不同性质的训练方法和不同负荷的运动量对其身体形态和机能的影响状况。

(2)运动医务监督是科学选择运动方法、确定合理运动量、预防运动性伤病的重要组成部分。

(三)医务监督的内容

广义的医务监督内容包括体格检查、健康分级、运动性疾病防治、女子体育卫生、自我监督、学校体育的医务监督、运动训练的医务监督、比赛期间特殊问题的医务监督、运动环境和器材服装的卫生要求、消除疲劳和恢复体力的措施、兴奋剂的问题以及运动员控制体重等。

狭义的医务监督内容主要是指对运动员的身体机能进行监测的过程。通过医学检查综合地评定运动员的一般适应能力和专项适应能力、训练状态和机能潜力,为训练安排提供科学依据。此外,随着人们生活水平的提高,大众体育健身活动的开展也越来越普及,指导人们进行合理科学的体育锻炼也是医务监督工作的重要组成部分。

(四)医务监督应注意的问题

1. 区分生理与病理状态

在训练或比赛中,运动员往往要在生理状态所允许的情况下完成极大的运动量,即要求机体的功能变化达到既不超过生理极限又能发挥最大潜力的状态,使机体处在所谓边缘或临界状态下进行训练和比赛。因此,在训练或比赛过程中所产生的适应现象与疾病现象常常很难鉴别。

医疗监督的目的就在于区分运动员训练或比赛中的生理与病理状态。如"运动员心脏"需要与病理性心腔扩大相区别；运动员经过训练产生心搏徐缓现象要与病态窦房结综合征相区别；不完全性右束支传导阻滞在运动员中的发生率高于一般人，耐力运动员的发生率则更高，要与器质性心脏病区分开来。

2. 关注运动卫生问题

运动卫生是医务监督中必不可少的一部分内容。运动卫生涉及的内容十分广泛，包括运动场地卫生、设备卫生、训练卫生和个人卫生。

(1)运动场地卫生、设备卫生指运动场的采光、照明、通风、跑道的硬度、池水的清洁、器材的结构与材料、运动服装、鞋、袜等。

(2)训练卫生指应遵循渐进性、系统性、全面性与个别对待的训练原则。

(3)个人卫生指个人的作息制度，卫生习惯，快速与长期控制体重，儿童少年、老年人、女运动员的医学问题，以及残疾人参加体育锻炼或训练的特殊医学问题等。

3. 运动对机体免疫力的影响

实践证明，体育运动能增强人的体质，但是，随着医学科学的发展，检测人体功能变化的方法手段愈来愈多，运动员的训练过程愈加强调科学化，对训练过程实施医疗监督愈加完善与规范化，对运动员的发病率、发病时期研究较多。据报道，如果把运动员在过渡时期的发病率作为 1，那么由于在比赛期运动量的极度增强，运动员的发病率会增加 5~10 倍甚至更多。在一项对运动员的健康情况调查中发现，几乎有 40% 的运动员患有各种病。这种现象使得关注运动对机体免疫力的影响成为一种必然形象。

据动物实验研究证实，训练后抗体形成反应出现可增强体质，运动组的抗体含量比对照组高，人体黏膜分泌物中的 sIgA、

sIgM在滑雪后下降,安静时也比对照组低,这证明长时间剧烈运动会抑制机体的免疫功能。另一项对运动与细胞免疫的有关研究结果提示,运动会诱发白细胞增多,以其中的单核细胞和淋巴细胞增多为主,B细胞比T细胞增加明显。TH与TS是具有促进和抑制免疫功能的两种T细胞亚群,运动后或TH下降、TS不变或TH下降、TS上升,故TH/TS变小,则免疫力下降。

另外,一项关于运动对非特异性免疫功能的影响报道,自行车运动员安静时中性粒细胞和单核细胞黏附性低于非运动员,进行耗竭性运动后中性粒细胞的黏附性与杀菌活性均降低。静息时,运动员NK细胞(淋巴细胞中的一种特殊亚群,能识别、杀伤某些肿瘤细胞或感染了病毒的细胞,对外来抗原具有快速免疫应答反应而无须预先致敏)活性高于非运动员,经短时间、轻度活动后,NK细胞活性升高,剧烈运动后,NK细胞的活性受到抑制。经历长时间和剧烈的体力与心理精神负荷之后,机体的免疫稳态发生了明显的变化。

通过以上的研究和实验,我们知道,虽然体育锻炼能增进人体免疫力,减少发病次数,提高健康水平,但导致极度体力和精神紧张的运动训练与竞技比赛,会大大降低人体的免疫力。如果不能清楚地认识这一点,对运动员的健康是极为不利的。因此,运动对机体免疫力的影响仍然是一个运动医疗监督的重要研究课题。

二、全面健身中的自我监督

体育运动健身中的自我监督是指体育锻炼者对自身的健康状况、身体反应、功能状况等进行自我观察和检查的方法。自我监督有利于体育锻炼者间接评定运动量大小,从而合理安排运动负荷,避免发生运动性损伤和运动性疾病。自我监督分为以下两大部分。

(一)主观感觉

1. 食欲

食欲是反映中枢神经系统是否疲劳的重要指标。运动适当,运动后能量消耗大，食欲良好，想进食，食量大。运动过度，运动后不想进食，食量减少，并在一定时期内不能恢复食欲，表明中枢神经系统已经疲劳。

2. 睡眠

睡眠是反映神经系统功能状态的指标。睡眠状态良好，表现为入睡快，醒后精力充沛。睡眠状态不好，表现为入睡迟、夜间易醒、失眠，醒后仍有疲劳感。长期睡眠不好，说明运动负荷已超过了机体的负担能力，或机体已过度疲劳，应及时调整运动。

3. 出汗量

运动时，出汗量的多少与运动量、训练程度、饮水量、空气温度、湿度、衣着厚薄以及个体的神经系统状况密切相关。在观察出汗时，应特别注意是否有盗汗。

盗汗即夜间睡眠中出大量冷汗的现象，是植物神经系统功能紊乱或身体疲劳的表现，也是内脏器官患病的征兆，应予以高度注意。一般在运动期间，如果其他条件相同，出汗多则表明技能水平下降。

4. 精神状态

精神状态包括两个方面，即正常感觉和不良感觉。前者主要表现为在运动后疲劳消除较快，功能恢复较快，精神饱满，无全身不适感；后者主要表现在运动后四肢无力、肌肉酸痛、关节疼痛、头痛、恶心，甚至呕吐、头晕、气喘、心前区憋闷、上腹部疼痛等，这多是身体健康状况不良或运动量过大的表现。

5. 运动心情

运动心情可分为渴望锻炼、愿意锻炼、不愿意锻炼三种，主要反映有无锻炼欲望。如有锻炼的欲望则表明身体的机能状况良好。当身体机能正常时，机体状况表现为精神饱满，体力充沛，渴望锻炼。如果健康状况不佳或过度锻炼时,就会出现心情不佳、厌烦情绪。面对参加紧张训练有惧怕心理时,表明运动者运动心情不好。

总之,运动中的自我感觉是观察者在运动中最直观的反应,有利于锻炼者及时发现问题,尽早查明原因,及时采取有效措施。运动实践中,个体的主观感觉可根据具体情况填写并做好记录,为运动处方的调整提供依据(表4-1)。

表4-1 自我感觉填写表(周表)

项目/时间	运动心情	排汗状况	食欲状况	睡眠状况	营养补充状况	对运动负荷的承受力	有无运动性疾病	有无运动损伤发生
周一								
周二								
周三								
周四								
周五								
周六								
周日								

(二)客观感觉

1. 体重

体重可以综合反映人体肌肉、脂肪、内脏器官及骨骼等的生长发育情况,是评定身体发育的基本标准之一。健康青少年的体重是相对稳定增长的,健康成人的体重是相对稳定的,一个月内体重增减不超过3千克。运动后,体重会有一定程度的下降。体重下降的幅度与运动强度、运动持续时间成正比。一般经过系统的体育运动后,体重变化呈现以下三个特点。

第一阶段:经过一段时间的运动,机体会因失去过多的水分和脂肪而导致体重有逐渐下降的趋势,一般下降2~3千克。持续下降 3～4 周。体型较胖或参加系统运动前较少活动者,体重下降的幅度可能更大一些。

第二阶段:体重处于稳定时期。运动后体重减轻,但在 1～2 天内完全恢复。这个阶段持续 5～6 周以上。

第三阶段:长期坚持运动锻炼会使肌肉等组织逐渐发达,体重有所增加,并保持在一定的水平上。如果发现体重减轻了 2～3 千克以上,则可能是运动量太大。如果减少运动量,体重仍不能回升,应去医院检查。

运动期间,如果体重持续下降并伴有其他异常情况,如睡眠失常、情绪恶化等,很有可能是早期过度运动、身体患有慢性消耗性病变(如肺结核、甲状腺机能亢进)或热能不足等引起的。进行大运动量锻炼的人在停止运动后体重增加是正常的生理反应,但如果体重逐渐增加,则表明运动量小、热量累积过多。

2. 脉搏

正常人的脉搏和心跳是一致的。脉搏的频率与年龄、性别、运动、情绪、休息和睡眠密切相关。一般说来,脉搏与运动水平有关。

早晨安静时(平卧或静坐),正常脉搏 68～82 次/分钟。经过一段时间的锻炼后,心脏机能增强,脉搏可逐渐减少,一月后可减少到 65～72 次/分。运动量适宜时,锻炼后一小时内脉搏即可恢复到锻炼前水平;运动量较大时,经过一夜的休息,次日凌晨脉搏可恢复正常;运动量大时,运动过程中脉搏可达到 140～180 次/分,运动结束一小时后恢复为 90～100 次/分,次日可恢复到 80～90 次/分,以上三种情况都属于生理性疲劳。若次日早晨脉搏仍维持在 90～100 次/分或者更高,则说明前一天的运动量过大,机能反应不良,疲劳未能消除或存在感染,应适当减少运动量。

3. 运动成绩

进行科学合理的体育训练,运动成绩能够逐渐提高,并保持在较高水平。从运动医学的角度来看,运动成绩长期不提高或下降,主要反映了身体机能状况不良和早期过度训练两个方面的问题。

第二节 运动性疲劳恢复

一、运动性疲劳的基本知识

(一)运动性疲劳的概念

运动性疲劳指的是机体生理过程不能持续其机能在一特定水平或各器官不能维持预定的运动强度的现象。运动性疲劳的概念有以下两层含义。

第一,疲劳的产生是由工作或运动本身引起的。

第二,疲劳导致的工作能力和身体机能下降是暂时性的,即疲劳是一种生理过程,经休息和调整可以恢复正常。这与疾病和过度训练引起的过度疲劳是有区别的。

(二)运动性疲劳的分类

1. 以疲劳发生的性质为依据

(1)病理性疲劳

病理性疲劳指的是人们在平时的生活和工作或运动中,因为长时间进行刺激强度过大、时间过长、节奏过单调的体力或脑力等活动而引起的身体机能及神经功能调节紊乱和各器官的组织学改变,并导致思维及活动能力降低的现象。病理性疲劳通常发生在以肌肉活动为主的运动训练、体育锻炼中以及以脑力活动为主的工作、学习之中。病理性疲劳如若病情严重,可能出现会厌世情绪,出现轻生自杀或过劳死的情况。

(2) 生理性疲劳

生理性疲劳是一种工作能力及身体机能的暂时性降低的现象，具体表现为肌力下降、肌肉酸痛、肌肉和关节僵硬等症状。在日常生活、工作或体育运动中，由体能活动而引起的各器官系统机能能耗加大是造成生理性疲劳的主要原因。生理性疲劳一般发生在以肌肉活动为主的运动训练、体力活动中。

(3) 心理性疲劳

心理性疲劳是指在日常生活、工作或体育运动中，由于精神负担重，神经紧张性高，思想压力大而引起神经能量消耗加大，导致神经系统机能暂时性降低的现象。心理性疲劳一般发生在以脑力活动为主的运动训练、体育锻炼以及工作、学习和日常生活之中。情绪忧虑、精力不集中、思维能力下降、头晕头胀、反应迟钝、记忆障碍等是心理疲劳的主要症状表现。

2. 以疲劳发生的部位为依据

以疲劳发生的部位为依据，可以把疲劳划分为以下三类。

(1) 内脏疲劳

内脏疲劳是指在日常生活、工作或运动等体力活动中，因内脏器官能量代谢障碍而引起内脏器官及机体机能暂时性降低的现象。

(2) 外周疲劳

外周疲劳是指在日常生活、工作或运动等体力活动中，因外周能量代谢障碍而引起的机体机能暂时性降低的现象。

(3) 中枢疲劳

中枢疲劳是指在日常生活、工作或运动等体力及脑力活动中，因神经及外周能量代谢障碍而引起的神经系统及机体机能暂时性降低的现象。

3. 以疲劳发生部位的范围为依据

根据疲劳发生部位的范围，可以把疲劳划分为以下三类。

(1)全身性疲劳

全身性疲劳是指在日常生活、工作或运动等体力活动中,因机体发生能量代谢障碍的肌肉超过肌肉总数的 2/3 而导致机体机能暂时下降的现象。出现全身性疲劳现象后,中枢及内脏疲劳通常也会伴随出现。

(2)区域性疲劳

区域性疲劳是指在日常生活、工作或运动等体力活动中,因机体发生能量代谢障碍的肌肉占区域总肌肉数 2/3~1/3 并导致机体某些区域机能暂时下降的现象。

(3)局部性疲劳

局部性疲劳是指在日常生活、工作或运动等体力活动中,因机体发生能量代谢障碍的肌肉只占总肌肉数 1/3 以下并导致机体某些局部机能暂时下降的现象。

4. 以疲劳发生的生理学和心理学特点为依据

根据疲劳发生的生理学和心理学特点,可以把疲劳划分为四种类型,即体力性疲劳、脑力性疲劳、情绪性疲劳及感觉性疲劳四类。

(1)体力性疲劳

体力性疲劳是指在日常生活、工作或运动等体力活动中,因肌肉能量消耗加大而使肌肉工作能力暂时性降低的现象。

(2)脑力性疲劳

脑力性疲劳是指在日常生活及工作或运动等脑力活动中,因神经高度紧张,脑细胞高度兴奋、活跃而使能量消耗加剧,从而导致大脑思维工作能力暂时性降低的现象。

(3)情绪性疲劳

情绪疲劳是指在日常生活、工作及运动等体力和脑力活动中,因精神和体力负担重、思想压力大以及情绪高昂激动而使能量消耗加大,从而导致机体情绪暂时处于低落的现象。

(4) 感觉性疲劳

感觉性疲劳是指在日常生活、工作或运动等体力与脑力活动中，因分析器高度紧张而使能量消耗加剧，从而导致机体各感觉机能暂时降低的现象。

二、运动性疲劳的判别

(一) 身体检查

在体育锻炼、运动训练和比赛中，判断运动性疲劳可以采用身体检查的方法，即通过观察运动者运动后身体的反应而对其疲劳状况进行判断，身体的反应主要表现在：脸色苍白、表情淡漠、眼神无光、打哈欠、反应慢、情绪改变；动作准确性、协调性、节奏性紊乱；比赛时技术发挥不好、运动成绩明显下降等。这时结合相应的一些身体指标进行检查有助于判断运动者的疲劳程度。

研究人员运用中医理论对优秀运动员出现的运动性疲劳症候进行调查研究，将运动性疲劳的各种症状归纳总结为以下三种类型。

1. 脏腑疲劳

脏腑疲劳主要指大负荷运动训练或比赛后机体脏腑功能失调和下降的现象。脏腑疲劳有以下两点症状。

(1) 面色淡白、气短懒言、头晕目眩、舌淡脉弱、心悸腰酸、神疲乏力等。

(2) 脾胃功能失调、食积阻滞、食少腹胀、口淡无味、厌食。

2. 形体疲劳

形体疲劳主要指肌肉、肌腱和韧带、骨和关节的疲劳。形体疲劳症状表现如下。

(1) 关节处肌腱、韧带和骨疼痛，有压痛、微肿或不肿。

(2) 肌腱、韧带和肌肉压痛广泛。

(3) 肌肉酸痛、发紧、发硬；动作不协调、僵硬等。

3. 神志疲劳

神志疲劳主要指运动者精神和情志发生改变的现象。神志疲劳的症状主要有失眠不寐、精神不振、困倦厌训等。

(二)心理学评定

1. 观察评定

观察评定指的是在体育锻炼过程中,对运动者在运动中的各种表现进行观察,从而合理确定运动内容和负荷,以促进运动效果的提高。运动者在运动过程中表现出的心理疲劳症状一般有反应迟钝、注意涣散、精神恍惚、情绪烦躁、思维混乱、动作缓慢等。心理疲劳会严重影响到运动者的运动效果,因此指导员对此要给予足够的重视。观察评定是一种容易操作的判别方法,但其评定的尺度很难掌握。另外,它对观察人员的综合素质要求较高,观察人员的疏忽很容易导致对心理疲劳评定的不准确。

2. 主观感觉评定

主观感觉评定主要根据负荷前和负荷后脉搏频率、收缩压和舒张压的改变及恢复程度进行评定,也适用于一次运动负荷试验,通常有下列五种反应类型。

(1)正常反应

负荷后脉搏和收缩压适度上升,两者大致平行,舒张压适度下降或不变。负荷后 3~5 分钟内脉搏和血压恢复至安静水平。

(2)紧张性不全反应

负荷后舒张压极度下降,甚至在 0 毫米水银柱时仍能听到音响。如果这种现象持续 2 分钟以上,收缩压上升不明显,脉搏明显增加,恢复期延长,说明身体机能不良,或者是运动者早期过度锻炼的征象。如果这种现象持续时间不超过 1 分钟,负荷后的收缩压也较高,说明心肌收缩力较强,只因心率快,致使舒张期缩短。

(3) 紧张性增高反应

负荷后收缩压明显升高,舒张压也升高,脉搏显著增加,恢复时间延长。

(4) 梯形反应

负荷第一分钟收缩压上升不多,而第二、第三分钟收缩压升得很多,高于第一分钟,同时脉搏明显增加,舒张压上升或不变,恢复期延长。当身体有病尚未恢复,运动者过度锻炼时均会出现这种反应。

(5) 无力反应

负荷后第一分钟收缩压上升不多,甚至下降,脉搏急剧增加,恢复期延长,这种现象表示心肌无力,每搏输出量减少,导致心率代偿性增加,运动者患病或过度锻炼时会出现此反应。

(三) 生理机能检测

通过生理机能检测也能够判别运动性疲劳,检测指标主要有以下几种。

1. 血压

血压是大动脉血管内血液对血管壁产生的侧压,是反映疲劳程度的常用指标。心室射血和外周阻力两者相互作用决定了血压的高低。

(1) 晨血压

身体机能良好时,清晨时安静血压较为稳定。若安静血压比平时升高20%左右且持续两天以上不恢复,往往是机能下降或疲劳的表现。

(2) 运动状态下血压

一般情况下,收缩压随运动强度的加大而升高,舒张压不变或有轻度的上升或下降,但出现以下情况时说明已产生疲劳或过度疲劳。运动时脉压差增加的程度比平时减少,出现无力型反应,表明已产生中度或重度疲劳。若出现"无休止音"或梯形反应,表明已产生过度疲劳。

2. 心率

心率是评定运动性疲劳最简易的指标,一般常用基础心率、运动中心率和恢复期心率来判断疲劳。

(1)基础心率

基础心率是指安静、室温条件下,清晨、清醒、起床前静卧时的心率。基础心率反映机体最基本的机能状况,通常用清晨起床前的心率表示,机能正常时基础心率相对稳定。如果大运动负荷训练后,次日清晨起床前的基础心率较平时每分钟增加10次以上,若无其他任何原因,则认为有疲劳现象;如果连续几天持续增加,则表明疲劳累积,应调整运动负荷。

(2)运动中心率

采用遥测心率方法可以测定运动中的心率变化,或用运动后即刻心率来代替。按照训练—适应理论,随着训练水平的提高,完成同样运动负荷时,心率有逐渐减少的趋势,如果在一段时间内,从事同样强度的定量负荷,运动中心率增加,则表示身体机能状态不佳。

(3)运动后心率恢复

人体进行一定的强度运动后,经过一段时间的休息,心率可恢复到运动前状态。身体疲劳程度较大时,心血管系统机能下降,可使运动后心率恢复时间延长,可以以此作为诊断疲劳程度的指标。

3. 肌肉力量

运动性疲劳最明显的特征是肌肉力量下降。运动后肌肉力量明显下降而且不能及时恢复,可视为肌肉疲劳。在评定疲劳时,可根据参与工作的主要肌群确定测试内容,比如以上肢工作为主的运动可用握力或屈臂力量测试;以腰背肌工作为主的运动可选择背力测试等。常用的测试仪器有握力计、背力计等。测试时,首先在运动前连续测定若干次肌肉力量,计算出平均值,运动结束后,再以同样的方式进行力量测定,如果肌肉力量平均值低于运动前水平,或几次力量测定值连续下降,即为肌肉疲劳。如果一次练习后连续几天肌肉力量不能恢复,则说明疲劳程度较重。

4. 体重、肌力与肌张力

(1) 体重

长时间运动时泌汗增多,体重下降,其降低程度与运动量大小密切相关。

(2) 肌力

检查肌力可测定握力、背力和腿力,早晚各测一次,或运动前后测定,观察其差数和恢复情况,如次日晨已恢复可判定为正常的肌肉疲劳。

(3) 肌张力

肌肉疲劳时,随意放松的能力降低,肌肉放松时张力增加,肌张力振幅减小。

三、运动性疲劳的恢复方法

(一) 物理恢复

1. 理疗

常用红外线、生物频谱仪、生物信息治疗仪等消除运动后疲劳。理疗可以促进血液循环、改善血液供应,有利于营养物质的吸收和代谢产物的排泄,达到消除疲劳的目的。

2. 吸氧及空气负离子疗法

吸氧可以促进新陈代谢,改善微循环,有助于消除疲劳。如果有条件,在大运动量锻炼后采用高压氧治疗,对消除疲劳有明显的效果。空气负离子能改善肺的换气功能,增加氧吸收量和二氧化碳排出量,改善大脑机能,刺激造血机能,使红细胞、血红蛋白、血小板增加,血流速度加快,心搏输出量加大,扩张毛细血管,加速乳酸的代谢,因此有助于疲劳的迅速消除。

3. 拔罐疗法

拔罐法常用于局部严重疲劳并伴有损伤者。通过拔罐时局部负压作用,使组织内的瘀血散于体表,促进组织代谢产物的吸收和排泄,从而消除疲劳。

4. 持续静力牵张练习

静力牵张练习可以缓解运动后迟发性肌肉酸痛和肌肉僵硬,使肌肉放松,并可加快骨骼肌蛋白质的合成过程,促进骨骼肌变化的恢复。

静力牵张伸展练习要以静为主,动静结合。开始进行静力牵张伸展练习时,伸展动作的速度要比较缓慢,伸展幅度要适当。牵张练习持续时间约1分钟,间歇1分钟,重复2~3次为1组。牵张时间的长短、重复组数的多少,以及每天进行牵张练习的次数,可根据负荷大小而定。

静力牵张伸展练习最好在主项训练结束后立即进行。牵张后可适当配合揉捏、抖动等按摩手法,从而消除由牵张而引起的不适感。

(二)运动恢复

1. 肩部疲劳消除法

肩部疲劳消除法的作用是消除身体疲劳,增强活力,强化脊背、心脏的机能。消除肩部疲劳常采用的方法为仰卧、屈膝,用肩部和脚掌支撑身体,在酸痛的肩部停留10秒,时间1分钟。

2. 胳膊疲劳消除法

胳膊疲劳消除法的作用是消除胳膊的酸痛和疲劳,消除懒倦。消除胳膊疲劳时常采用的方法如下。

(1)用手掌轻轻地摩挲整个酸痛的胳膊。

(2)按顺序按摩小臂、肘部、三角肌。在按摩过程中用手指满指尖寻找硬化部分,然后利用淋巴按摩法按摩。

(3)要特别注意按摩胳膊上发麻和发硬的地方。

(4)按摩肩部。

(5)运用前后摇动的胳膊运动疗法。

时间3分钟。

3. 腰部疲劳消除法

腰部疲劳消除法的作用是消除腰部的酸痛和疲劳,使身体富有柔软性,扩张胸部。消除腰部疲劳常采用的方法有以下几点。

(1)屈膝跪地或跪在床上,用双手抓住自己的脚脖子。身体后仰,胸部前倾。此时要注意深呼吸,保持此姿势6秒。

(2)腰部的淋巴按摩法:俯卧,轻轻按摩脊椎骨、腰部和臀部,要特别注意按摩淋巴停滞的地方。

做5次,每次6秒。

4. 大腿疲劳消除法

大腿疲劳消除法的作用是消除大腿和脚部疲劳,消除脚部浮肿。消除大腿疲劳常采用的方法如下。

(1)坐下后弯曲一条腿。

(2)用淋巴按摩法从脚脖子往上按摩。

(3)要特别注意轻轻地按摩膝盖后部。

时间3分钟。

5. 全身疲劳消除法

全身疲劳消除法的作用是消除全身疲劳,解除身体的压迫感,强化肠胃功能,增强耐力。消除全身疲劳的方法如下。

(1)仰卧在地板或床上,双手呈十字水平推开。

(2)双腿并拢,举到头部上端。

(3)把脚尖放在头前的地方静止6秒。

(4)慢慢地把双腿复归原处。

时间30秒。

(三)心理恢复

心理恢复方法主要针对的是心理疲劳的症状,常见的心理恢复方法有以下几种。

1. 改变运动环境

当运动者对健身锻炼已经产生厌烦心理时,可以休息一段时间,等这种厌烦心理平淡下来再继续运动。此外,改变运动模式、运动环境、运动量和强度都可以改善心理状态。

2. 培养兴趣和爱好

运动者可以培养一些有益的兴趣,比如养花、书法、绘画、读书、听音乐等。有了这些爱好,可以自动调节自己的情绪,缓解厌烦和郁闷的心理。

3. 自我调节,积极评价

(1)表象和冥想

每天睡前、醒后把前一天学的动作要领在头脑中想一遍,再想想自己在哪方面做得不够好,想象一下如果做好了成绩能达到什么样的程度,就能感觉到好像再进行锻炼,效果一定会提高,一定会成功一样。

(2)自我积极暗示

运动者自己学会调节,看到自己的希望和价值。有时可以自己对自己说"做得好,你真棒"。失败时能很快调节自己,找自身的问题,定下一个目标,相信自己还有潜力可以挖掘,还可以做得更好。

(3)休息策略

运动者感觉状态不佳时要主动减少运动量,适当休息,有安排的休息是积极性的恢复。运动者自己心里应清楚要在什么时候休息,这种休息其实就是调整。

在疲劳恢复过程中,必须根据运动者的具体情况对以上方法加以综合运用,因为单独采用以上任何一种方法消除运动疲劳,效果都不够理想,只有综合运用上述方法,才能更快地消除疲劳。

第三节 运动伤病处理

一、运动损伤与处理

(一)运动损伤概述

1. 运动损伤的概念及分类

损伤是指人体受到外界不同因素的影响而引起的皮肉、筋骨、脏腑等组织的破坏,及其带来的局部和全身的后果,轻则妨碍日常工作和生活,重则危及生命。运动损伤是指在体育运动过程中所发生的各种损伤。

按损伤的性质和特点,可以将运动损伤划分为不同的类别,如按损伤的发生过程和外力作用的性质可分为慢性劳损与急性损伤;按损伤部位的不同可分为内伤和外伤;按受伤的时间可分为陈伤与新伤;根据受伤部位的皮肤或黏膜完整与否可分为开放性损伤与闭合性损伤。

2. 运动损伤产生的原因

（1）主观原因

①在运动过程中,运动者对运动性损伤预防的重要性和发生运动损伤的可能性认识不足、不够重视。

②运动者体质较差,且运动技术水平低,动作不熟练,在完成动作中很容易因个别环节未完成或出现错误而导致运动损伤。

③运动者不重视准备活动或准备活动不合理,并认为做准备活动是浪费时间、消耗体力。

④运动者在运动中情绪不稳定,注意力不集中等也会造成运动损伤。

（2）客观原因

①根据解剖学的特点,人体某些部位易产生运动损伤,如颈椎、腕关节、膝关节、踝关节等。手指、手腕是直接用力部位,承受力大,激烈对抗中摔倒时,急忙支撑地面,就容易导致手指、手腕、肩肘部位损伤,严重的还会出现关节脱臼或骨折。另外,足、踝、膝等部位属于多关节、多牵连解剖结构,并有多种生理功能。若动作超越了生理限度,特别是这些部位受到突然的急速外力冲击或挤压时,极易致伤。

②场地器械等条件不符合要求。

③指导员经验不足,缺乏保护帮助或保护帮助不及时、不正确而造成运动者损伤。

④运动方法不科学,运动量、运动负荷的安排不合理。

⑤动作粗野,违反体育道德。

3. 运动损伤的预防

（1）遵守运动原则

运动者在运动中需坚持贯彻的运动原则包括积极性原则、自觉性原则、系统性原则、全面性原则、循序渐进原则、综合性原则、个别对待与巩固性原则等。

(2)加强运动

加强运动包括思想教育、身体素质锻炼、技术锻炼。但对于预防慢性小创伤,特别是微细创伤来说,加强力量锻炼尤为重要。在运动前调整身体,使身体处于良好的竞技状态。

(3)加强保护与帮助

第一,运动者必须根据项目特点,掌握自我保护的方法。

第二,教练员应熟练掌握保护与帮助的技巧。

第三,发展和建造一些必要的保护设备。

体育运动场馆的工作人员应加强对器材设备的管理,认真检查体育器械、设备、场地的安全性。

(二)常见运动损伤及处理

1. 软组织损伤

(1)挫伤

挫伤会损害组织的连续性。常见的挫伤部位有大腿与小腿前部。挫伤的症状主要是疼痛、肿胀及出血等。伴有严重休克的挫伤的处理步骤是,首先采用适当的方法矫正休克,然后将伤员安放在适当的位置使之休息。挫伤的肢体必须抬高,并用冷敷及压迫包扎,以减少出血、缓解肿胀。股四头肌及小腿腓肠肌部发生严重的挫伤后,多伴有严重的出血,应注意观察。如果肿胀不断发展或肿胀严重影响血液循环,即应送医院做手术切开,取出血块,找出出血的血管,予以结扎。挫伤疼痛较严重时可使用吗啡、可卡因或阿司匹林等药物止痛。

(2)擦伤

擦伤是皮肤受到摩擦而造成的。擦伤后,如果没有受到感染,一般两周后即可痊愈。轻度擦伤后,用红汞水(用量控制在2%)涂抹伤口,不需包扎,暴露于空气中即可痊愈,但如果擦伤部位是面部,最好不用龙胆紫等染色剂涂抹,因为染色剂数月不退,影响面部美观。如果擦伤部位是关节及附近,最好不要用干燥法治疗,因为会影响运动。如果伤口受到感染且涉及关节,最好用磺胺膏或青霉素软膏涂敷于伤处周边。

(3)刺伤

刺伤的伤口如果小而深,创伤面又较脏时,除了进行伤口的止血、消炎、包扎外,还要去医院打破伤风抗毒素,预防破伤风。

2. 肌肉拉伤

肌肉拉伤是体育运动中最常见的一种肌肉损伤。据统计,这种损伤在各种损伤发生率中约占25%以上。肌肉损伤的症状与肌肉拉伤的程度有关。细微的损伤症状较轻,肌纤维完全断裂则属于严重拉伤。一般表现为伤处疼痛,摸着发硬,局部肿胀,肌肉紧张或抽筋,有明显的压痛感。当受伤肌肉主动收缩或被动拉长时,疼痛加重。严重的肌肉拉伤在肌纤维断裂时,受伤者自己往往能听到断裂声,随即局部肿胀,皮下出血,肢体活动出现障碍,在断裂处可摸到凹陷或两端异常膨大。肌肉抗阻力试验是检查肌肉拉伤的一种简单方法,其做法是让患者主动收缩受伤肌肉,检查者施加一定阻力,在对抗过程中,出现疼痛的部位,即为肌肉拉伤处。

肌肉拉伤的治疗,要根据身体情况而定。肌肉大部分或完全断裂者,应在加压包扎后立即送医院进行手术缝合。少量肌纤维断裂者,应立即进行冷敷和局部加压包扎,并抬高患肢,还可以外敷中草药。

3. 关节损伤

(1)肩关节损伤

肩关节损伤主要是由于肩关节的反复旋转或超常范围的活动,引起了肩袖肌腱和肩峰下滑囊受到肱骨头与肩峰或喙肩韧带的挤压、摩擦和牵扯所致。

肩关节发生损伤时,急性期上臂置于外展30°位置,适当休息、理疗、针灸、按摩、外敷中药或痛点封闭,效果都较好。按摩可以用推、揉、搓、滚等手法,配合选用曲池、肩骨禺、阿是穴等,最后活动运拉肩关节和上肢。如果怀疑有肌腱断裂者,要送往医院做进一步的检查和处理。

(2)踝关节扭伤

踝关节扭伤是体育运动中最常见的一种关节韧带损伤,多发生于跑跳和篮球、足球等运动项目中。踝关节扭伤后应立即停止运动,适当抬高患肢,12小时内要冷敷,防止继续出血;12小时后热敷,促进炎症消退。扭伤严重的,要内服跌打丸、强的松片,外用樟脑酒或松节油涂搽。针灸悬钟、三阴交、太白、至阴等穴位也有一定的疗效。扭伤两天后,应鼓励患者及早活动下肢,练习缓慢走路,并进行按摩、针灸、理疗等治疗,以尽快恢复脚部的功能,防止局部粘连和肌肉萎缩。

4. 出血

出血分为外出血和内出血两种。外出血分为动脉出血和静脉出血。内出血分为组织内出血和体腔、管腔出血。组织内出血主要包括皮上组织、肌肉等出血,体腔出血主要包括胸腔、腹腔、颅内出血,管腔出血主要包括胃肠出血。下面分析外出血的处理措施。

(1)压迫

止血方法中最重要、最有效且较简单的方法是在出血点上直接加压。除大动脉破裂者外,出血点加压法可使血管闭塞,发生防御性血栓或血块。压迫时用手指或用包扎皆可。

(2)充填

充填多用于躯干的大伤口或不能上止血带的部位,运动创伤中很少使用。主要是用消毒纱布充填伤口压迫止血。

内出血中的体腔出血,如胸腔或肝脏破裂多有严重的休克,临床上常常用查血色素、红细胞及血球容积的方法诊断。一旦发生严重休克,常常需要及时输血或手术治疗。

5. 骨折

(1)锁骨骨折

锁骨骨折主要由间接暴力造成,如跌倒时手或肘部着地,外力自前臂或肘部沿上肢向近心端冲击；肩部着地更多见，撞击锁骨外端造成骨折。间接暴力造成的骨折多为斜行或横行，其部位多见于中外 1/3 处。锁骨骨折的处理方法有如下两种。

悬吊：患肢青枝骨折、不全骨折或内 1/3 移位不大的骨折，用三角巾或颈腕吊带悬吊患肢 1～2 周，疼痛消失后开始功能锻炼。

复位：固定有移位的骨折，手法复位，"8"字形石膏固定 4～5 周。如患肢有麻木、疼痛、肿胀、苍白，应随时复查，将固定的石膏做必要的修整。

(2) 肱骨外科颈骨折

肱骨外科颈位于解剖颈下 2～3 厘米，即肱骨大结节之下，胸大肌止点之上，也就是肱骨干坚质骨与肱骨头骨松质交接处，因其最易发生骨折，故名为外科颈骨折。不同类型的肱骨外科颈骨折有不同的处理方式。

外展型骨折：折移位明显的肱骨外科颈骨折在局麻下行手法整复，超肩关节夹板固定。病人坐位，助手沿外展方向牵引，肩部有反牵引。术者两拇指抓住骨折近端外侧，其余四指环抱骨折远端内侧，待重叠完全矫正后采取牵拉、端挤手法，助手将病人肘关节内收。如果有向前成角畸形，可用前屈上举过顶法矫正。复位后用 4 块夹板超关节固定。或用石膏固定于贴胸位 3 周，固定后强调早期功能锻炼。

无移位骨折：单纯裂缝骨折或嵌插无移位骨折无须固定，三角巾悬吊患侧上肢 3 周。

二、运动疾病与处理

(一) 运动性疾病概述

1. 运动性疾病的概念及特点

运动性疾病一般是指由于健身运动、运动训练或比赛安排不当而造成人体内环境紊乱的一类疾病或综合征。运动性胃肠道综合征、晕厥、运动性贫血、运动性血尿、运动中腹痛、肌肉痉挛、运动性中暑、运动性低血糖症、运动性哮喘、运动性猝死等都是体育运动中常见的运动性疾病。

运动性疾病具有以下特点。

(1)运动过量是主要致病因素。

(2)病情一般随运动量增大而加重,表现大多与常见内科疾病相同。

(3)减少或调整运动量是比较有效的处理措施。

2．运动性疾病的一般治疗方式

运动性疾病一般有以下两种治疗方式。

(1)病因治疗

调整运动量、运动内容和方式能消除症状和体征,是最关键的治疗措施。轻度过度训练的患者,经减少强度、暂停专项训练和比赛,常在短期内痊愈。

(2)对症治疗

主要服用的常用药有维生素、ATP、能量合剂、中药等。

(二)常见运动疾病及处理

下面主要分析体育运动锻炼中几种常见运动性疾病的产生原因、症状、预防措施以及处理方法。

1．运动性腹痛

(1)产生原因

运动性腹痛是指在运动过程中或运动结束后,由运动而引起的腹痛现象,多发生于耐力项目中,如中长距离跑项目。

①由于运动者体质水平差,运动时心肌血液搏出无力,导致静脉回流发生障碍,回流血聚积肝脾瘀血性肿大,肝脾包膜张力增加,经受牵拉而产生疼痛。

②运动前吃得过饱、喝水过多或空腹运动,胃部受到牵拉与

刺激,引起腹疼。多因肠胃痉挛所致。

③慢性疾病(如肝炎、溃疡病、慢性阑尾炎等)。在运动时病变部位受刺激引发疼痛,同时髂腰肌拉伤及血肿,也会导致腹痛。

④由于运动排汗较多,体内盐分大量流失,使代谢紊乱,加之疲劳,引起腹直肌痉挛而疼痛,多发生于运动后期,且在腹部表层。

(2)症状

一般运动性腹痛者会有无力、胸闷、下肢发沉等症状。腹痛原因不同,症状也不同,主要有以下三种情况。

①如果腹痛由胃肠道痉挛或功能紊乱引起,腹痛的性质多为钝痛、胀痛甚至绞痛,肚脐周围、左下腹是主要的疼痛部位。

②如果腹痛由肝脾瘀血肿胀引起,腹痛的性质多为钝痛、胀痛或牵扯性痛,左腹部是主要的疼痛部位。

③如果腹痛由呼吸肌痉挛或活动紊乱引起,腹痛的性质多为锐痛,肋部和下胸部是主要的疼痛部位。

(3)预防

①仅在运动时出现右上腹痛的运动者,宜加强全面身体练习。研究证明,练习不够和缺乏全面身体练习者在运动时,常易发生右上腹痛。

②因腹内或腹外疾病所致的腹痛,以治疗原发疾病为主,再配合对症治疗。

③遵循科学锻炼的原则,运动量的增加要循序渐进,运动前不要过饱或过饥,准备活动要充分。饭后 1.5~2 小时才可进行剧烈活动。

(4)处理

①运动中出现腹痛,则应适当降低运动速度,用手压患部,加深呼吸,调整呼吸与运动节奏,坚持跑下去,短时会好转。若疼痛未减轻,反而加剧,应停止运动。

②属于腹直肌痉挛可进行局部按摩或背伸牵拉腹肌,若无效则应请医生诊断。

③属于肠胃痉挛可口服普鲁本辛(每次一片)或掐点内关、足三里、大肠俞等穴位。

2. 运动性血尿

正常人的尿液中没有红细胞。而在剧烈运动后引起显微镜下血尿,经检验无原发病者,称为运动性血尿。血尿是一个临床症状,它可由全身疾病、泌尿系统及其周围器官的疾病、肾功能改变所致。因此,一旦发现血尿应做详细检查。如未发现任何疾病,仅是由剧烈运动而引起的,则为运动性血尿。

(1)产生原因

①由于剧烈运动时,人体血液要发生重新分配,大量的血液要流向与运动有关的器官,此时肾脏的血流量减少使肾小球缺血,故血液中乳酸含量增加、肾小球通透性增加、过滤机能下降,使蛋白质和红细胞漏出,出现蛋白尿和血尿。

②剧烈运动时由于肾脏遭受震动或打击,引起肾脏充血或损伤而造成血尿。

(2)症状

运动性血尿多在运动后即刻出现,其严重程度与运动负荷量和强度有关,除血尿外无其他任何体征。出现血尿后,只要停止运动,一般不超过3天即可完全消失。

运动后出现血尿应仔细进行身体检查,找出血尿的原因,只有当临床上找不出其他任何原因时,才可诊断为运动性血尿。切忌将器质性疾病患者在运动后诱发的血尿误认为运动性血尿去处理。

(3)预防

①运动者应根据自己的体质和训练水平,科学进行锻炼,避免进行超负荷运动。

②加强医务监督,防止血尿出现。

③有器质性疾病者,不能进行大负荷量的运动。

(4)处理

凡出现血尿者,应停止运动进行检查。若属运动性血尿,应减少运动负荷量,可进行药物治疗;若属器质性疾病,应针对病因进行治疗,不要进行剧烈运动。

3. 运动性贫血

血液中红细胞数目及血红蛋白量低于正常生理数值,即为运动性贫血。

(1)产生原因

运动性贫血由各种原因所引起。运动者在运动过程中如果生理负担量过大,则可导致运动性贫血。其类型个别为混合性贫血,少数为溶血性贫血,多为缺铁性贫血。从发生率上看,年龄小的运动者高于年龄大的,女性高于男性。血红蛋白是红细胞的主要成分,正常人血红蛋白的浓度和红细胞的数量密切相关。一般情况下,血液中红细胞数量越多,血红蛋白浓度就越高。机体在正常情况下每天都有一定数量的红细胞在新生和衰亡,两者之间维持着动态平衡,使血液中红细胞数目与血红蛋白保持在相对稳定的水平上。一旦这种平衡受到某些因素的破坏,即可引起贫血。

(2)症状

运动性贫血的主要症状有头晕、乏力、易倦、记忆力下降、食欲差。运动时症状较明显,常伴有气促、心悸等症状,主要的体征为皮肤和黏膜苍白,心率较快,心尖区可听到收缩期吹风样杂音等。影响症状轻重程度的主要是血红蛋白数量的多少及运动负荷的大小。

(3)预防

①多食含蛋白质丰富的食物,克服偏食习惯。

②合理安排运动量和运动强度,遵守循序渐进和个别对待的原则。

③需进行大运动量锻炼的运动者可进行预防性补铁。

(4)处理

适当减少运动量,必要时应停止运动与训练。改善营养,尤其是补充富有蛋白质和铁的食物。口服硫酸亚铁片剂,每日三次,每次 0.3 克,饭后服用,对治疗缺铁性贫血有明显效果,并同时服用维生素 C 和胃蛋白酶合剂,有利于铁的吸收。也有人采用中、西药结合治疗运动性贫血,一般都能取得较好的疗效。

4. 中暑

(1)产生原因

人体的温度在 36.5℃~37℃ 之间时,属于正常。由于人体内具有一种调温的机能,因此体温具有恒定性。人体调温的机能是靠散热与产热的平衡来维持的。

在天气太热的情况下,人体内的温度不易散发;较长时间运动时,身体产生的热量急剧增加,体温的调节作用不能及时把过多的热量散发出去。在这两种情况下,都可能使体内的热量慢慢地积累起来,体温较高,热的发散力又较小,长时间运动时体温可能升到 39℃~40℃。体温剧烈升高,引起身体的整个机能特别是大脑机能发生障碍,导致中暑。

另外,在夏天强烈日光下照射时间太长,对身体也会产生不良影响,这就是常说的日射病。日光中有一种红外线,这种光线在夏天太阳光中格外强烈,长时间受日光照射时,红外线就能透过人的毛发、皮肤、头骨射到脑膜和脑细胞,从而使大脑发生病态变化,这也能引起中暑。

(2)症状

中暑时的一般症状有头痛、头晕、眼发黑、心慌、心跳、气喘、口渴、恶心、皮肤发烫、抽筋等,严重时会出现昏迷晕倒,不省人事的现象。

(3)预防

①尽量不在炎热的时间进行运动(除游泳外)。在高温炎热的夏季,应适当调整运动员的作息制度,延长午休时间。耐力性

项目的练习或训练应放在上午或傍晚,练习时间不宜过长。

②如果必须在高温天进行运动,要做好防暑工作。例如,戴遮阳帽,以防日光直射;穿浅色或白色的衣服,衣服质料轻松,衣服宽大、透气,以利于热量发散。室内运动场地应有良好的通风、降温设备。应准备充足的清凉消暑、低糖含盐的饮料。

③夏天进行锻炼很容易中暑。休息时喝加盐的凉开水,不但可以补充体内因出汗而缺少的盐分,还可以限制一部分水不至于大量排出,对身体很有益。

④在运动中应增加休息次数,最好到阴凉的地方去休息。运动的时间切不可过长,这一点对于没有锻炼习惯的人来说更应该注意。

⑤如发现运动者出现大量出汗、疲乏、恶心、头昏等中暑早期先兆,应立即停止运动。

(4)处理

发生中暑,应迅速使患者脱离热环境,到阴凉通风处休息,并采取降温、消暑措施,如解开衣扣,喝清凉饮料,服用人丹、十滴水或藿香正气水等防暑药物。

对日射病患者,重点应是进行头部的降温,如让患者仰卧,垫高头部,用冰袋冷敷额部或以50%酒精(或白酒)擦身。

对热痉挛及热衰竭病患者,重点应使其补充生理盐水或葡萄糖生理盐水,可大量口服含盐的饮料。

对高热中暑病患者,重点应采用物理降温或合并药物降温的方法,如冷敷、冷水淋浴、冰袋冷敷、50%酒精擦浴等紧急降温措施。若患者症状较重或昏迷时,必须迅速转送医院做进一步处理。

第五章 基础运动康复干预与全面健身实现

在运动康复与全面健身方法中,田径运动属于基础类方法和手段,其他健身活动都直接或间接地将田径运动作为基础训练手段。田径运动可选性较强、受条件限制较小,适合各种人群进行锻炼,所以成为运动康复与健身的最佳途径。除田径外,形体训练也是一种非常重要的基础运动方式。本章主要就田径中的健身走跑、跳跃健身、投掷健身以及形体训练与矫正等基础运动方法进行研究。

第一节 健身走跑

一、健身走跑概述

(一)健身走概述

走是人类基本运动方式之一,是每个健康人都具备的运动能力。但随着社会的发展,现代化的信息网络和交通系统使得人们走路的时间越来越少,以至于满足不了机体健康的需要,因此,人们不得不专门花费时间到室外去"走一走",于是"走"就变成了一种健身锻炼手段。传统中医学认为:人体的五脏六腑都与脚有关,脚为人体的第二心脏,坚持走步锻炼就是坚持全身的经络与穴位的锻炼,就是运用脚掌不断与地面机械接触来刺激脚底反射区,从而调节人体相应内脏器官及各系统的功能,进而达到预防疾病、延年益寿的目的。所以,近年来,健身走逐渐成为一种非常流行的康复手段和健身方式。

健身走与其他健身运动相比具有以下特点。

(1)走是人体最基本、最经常的身体活动。所以,将健身走作为一种锻炼手段是最简单易行的,人们可以在任何时候、任何地方与任何人一起进行活动。

(2)健身走时要消耗一定的能量,走速越快能量消耗越多。如果以60米/分的速度步行,每分钟消耗能量为11.30千焦。如果以120米/分的速度步行,每分钟可消耗能量28.04千焦。一般来说,其能量消耗常与速度成正比,即速度愈快,能量消耗愈多。

(3)健身走的行走动作比较缓和、安全、易于掌握,而且其体力耗费小,锻炼全面,适合各年龄段人群进行身体锻炼。

(4)比跑步安全。跑步时,脚底落地所产生的冲击力是体重的2~7倍,有可能使肌肉、韧带拉伤。而行走所产生的冲击力仅为体重的一半,能有效地缓解肌肉、关节因得不到锻炼而导致的僵硬、萎缩、疼痛等症状。

(5)健身走锻炼,不仅适合所有年龄段的人群,同时,也适合同一个体在不同的年龄阶段进行锻炼,是实现终身锻炼的主要形式。而且,正确的步行姿势不仅体现一个人的气质和体育素养,同时还能有效地提高人长距离走和在不同环境下行走的能力。

(二)健身跑概述

跑步是人们日常生活中主要的锻炼身体的方式,人们把动作轻盈、协调、节奏感强的,以增进身体健康为目的的跑步运动称为健身跑,健身跑被称为"有氧代谢之王"。跑步对于人体有着重要的健康意义,在大众健身中,加强对人们跑步锻炼的科学指导,是实现全民健身的重要保证。

健身跑的目的是健身而不是竞赛。在健身跑的锻炼中,锻炼者应从自身实际情况出发,选择不同的跑步距离。根据跑动距离的不同,人们把健身跑分为有氧跑和无氧跑。有氧跑是指较长距离、较长时间的中速跑和慢跑。有氧跑锻炼较为随意,锻炼价值较高,是健身运动最常采用的形式。无氧跑是指距离较短的极量或亚极量强度的健身跑锻炼形式。无氧跑对场地和练习者要求较高,有着一定的局限性,适合于青少年锻炼。

健身跑属于人的肢体周期性的运动,一般强度较低,并且节奏明显,易掌握,可长时间坚持运动。健身跑过程中每步动作都有许多肌肉参与用力,健身跑时每个支撑动作都对人体骨骼产生很强的冲击力,健身跑对人的肢体是一种很好的锤炼。作为一项基础性健身锻炼方式,健身跑具有以下特点。

(1)容易操作。健身跑简便易行,对场地、器材的要求不是很高,易于开展,这是大多数人选择健身跑锻炼的主要原因。

(2)锻炼形式灵活方便,活动量与强度易于掌握,可根据自己的身体状态来确定活动量与锻炼方式。

(3)锻炼时,身体不易受伤,并且不受天气的限制。

(4)适应性良好,群众基础好。健身跑适合各年龄层次和各种身体条件的人们,是可以坚持进行的一项终身性体育锻炼项目。

(5)动员快。运动开始后,能迅速动员心血管系统进行活动,以适应运动的需要。

(6)恢复快。运动后恢复期短,即机能变化很大时,能很快恢复到安静状态水平。

(7)可有效加强体能储备。在最大负荷运动过程中,心血管系统可发挥最大的机能潜力,充分调动人体的储备力量。

(8)健身效果明显。健身跑时,强度较低,但肌肉的耗氧量会加大。整个耗氧过程的主要器官参与者是心血管系统,心跳次数增加。呼吸加快,以便为肌肉提供更多的氧。因此健身跑锻炼可有效地改善心肺和血管的机能,增加血液总量,提高运氧能力和肺活量水平。

二、健身走锻炼方法

健身走锻炼方法主要有以下几种。

(一)自然步法

走的姿势和平常走路基本上一样。按照步速的快慢,可以将自然步法健身走分为表 5-1 中的三种类型。

表 5-1 健身走自然步法的分类

分类	速度
慢速走	70~89 步/分钟
普通走	90~119 步/分钟
快速走	120~140 步/分钟

快走时,健身者的两臂需用力向前后方向摆动,这样肩部和胸廓的活动幅度会不断增加,从而促进走速的提高与身体平衡的维持。

(二)摩腹健步法

行走时,双手在腹部柔和按摩,这是一种非常有效的传统中医保健法,是走步与按摩腹部的有机结合。摩腹健步法有助于分泌胃液,促进消化,同时对防治胃肠道慢性疾病也非常有效。

(三)竞走法

竞走中,躯干始终是直立状态(图 5-1),也可以稍微向前倾斜,大小臂垂直,左右用力向前后方向摆臂。双脚触地时,脚跟先着地,然后过渡到前脚掌着地,落地时,充分伸直膝关节(图 5-2)。

在竞走中,要注意通过正确的髋部动作来增加步长(图 5-3)。

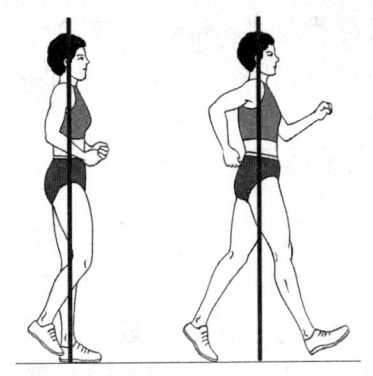

图 5-1

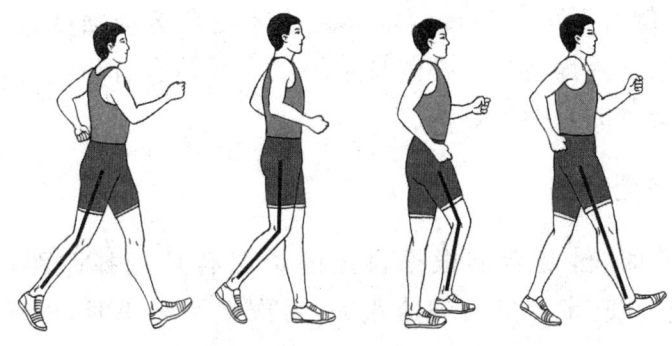

图 5-2

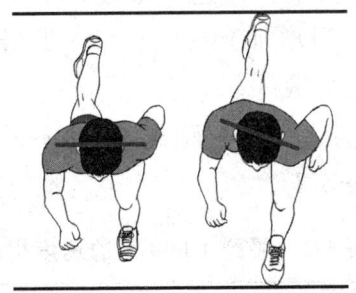

图 5-3

(四)后退走法

后退走法中,运动的肌肉与普通走路时运动的肌肉是相反的,所以有利于锻炼平时活动较少的肌肉,可促进腰背肌肉力量、柔韧性以及全身协调性的增强。

后退走法有两种类型,一种是摆臂式后退走,另一种是叉腰式后退走,前一种方法对健身者维持身体平衡更有利。

三、健身跑锻炼方法

(一)原地跑

原地跑是一种比较适合在室内进行的健身跑形式,这一健身形式的适应性比较广泛,基本上不同的健身群体都能够参与其中。

健身者可从自己的需要和情况出发来调整原地跑时间。在健身中,健身者可通过逐渐增加跑速来提高运动强度,这样锻炼效果也会逐步提高。这种健身跑的方式可结合音乐进行,有助于激发健身者的兴趣与热情。

(二)慢速跑

慢跑时,健身者需根据自己的情况合理选择跑距(一般为2 500~3 000米),然后匀速跑完,每次锻炼半小时,一天一次或两天一次均可。

刚开始进行慢速跑时,跑速一般建议为90~100步/分钟,逐渐熟练并提高后,适当增加到110~130步/分钟,不管在哪个阶段,都要注意匀速进行锻炼。

不同年龄的健身者跑同一距离,跑速不同,下面以慢跑1 000米为例来说明,见表5-2。

表5-2 慢跑1 000米的速度指标

年龄(岁)	跑速指标(分)
8~12	8~9
13~29	7~8
30~49	8~9
≥50	10~15

(三)跑楼梯

楼梯跑这种健身跑方式非常普遍,这是增强心肺功能、改善新陈代谢、预防骨质疏松的重要健身手段。在健身过程中,注意腰背、颈部和肢体的活动要连续不断地进行,肌肉的收缩运动要有节奏,注意适当放松。

第二节 跳跃健身

一、健身跳概述

跳跃是一种以取得较长时间腾空为目的的人体非周期性活动形式。跳跃运动主要分为水平方向的跳远运动和垂直方向的跳高运动,跳跃是人类基本活动技能之一。健身跳就是以健身为目的的跳跃活动,是人体运用自身的能力,或借助一定的器材,采用一定的运动形式,跳过一定的高度或远度的距离的身体运动方式。

跳高是人们以自身力量克服垂直障碍的运动方式。从动作结构来看,跳高属于周期性运动和非周期性运动相结合的运动项目,按其用力特点,跳高为快速力量跳跃类练习项目。从外形而言,跳高是克服以横杆为标志的腾越垂直障碍的运动。从实质分析,跳高主要是克服人体重力的运动。跳高是一项具有悠久历史的田径项目,距今已有100多年的历史。在此期间,跳高技术共出现了跨越式、剪式、滚式、俯卧式和背越式五种姿势。

跳远是人们以自身力量克服水平障碍的运动方式。跳远的成绩与人体的速度素质密切相关。跳远是一项古老的田径运动项目,经过百余年的发展,跳远的成绩已经达到了很高的水平。在现代体育的发展中,跳远运动不仅是竞技体育发展的重点,同时也逐渐被越来越多的群众所接受。

二、健身跳的锻炼价值

(1)促进下肢血液循环,增加骨质营养,减轻骨质脱钙,防止老年人运动器官损伤。少年儿童经常从事一些跳跃练习,有益于运动器官和神经系统的良好发育,对身高的增长也有明显的促进。

(2)健身跳通过双脚与地面发生冲撞和摩擦,对足底产生强烈的刺激,加快足部的血液循环,增加足部的血流量,同时也加快了血液回流速度,从而促进了血液循环系统的功能。

(3)减肥价值。一般来说,单次的跳跃属于无氧运动,但是一段时间内的健身跳活动则属于有氧代谢活动,并且练习的量和强度易于控制和掌握。坚持从事健身跳练习,可以促进新陈代谢,消耗大量的能量,减少脂肪的积存。

(4)支撑跳对于心理素质有着较高的要求,可提高心理素质水平。一般来说,支撑跳可作为一种克服障碍的身体练习,长期锻炼,可以增强人应对挫折的能力,而且有助于培养锻炼者果断、勇敢的意志品质,消除胆怯、自卑等不良的个性心理。

(5)健身跳是集健身、娱乐于一体的运动形式,包含了丰富的练习内容,如少儿的跳皮筋、跳绳,老年人的迪斯科、秧歌舞步等。在这样充满轻松愉快气氛的活动当中,既可以锻炼身体,又能够充实生活。

三、健身跳的锻炼方法

健身跳内容丰富,练习方法也多种多样。健身跳的内容有高度和远度的,有原地和助跑的,有单个和连续的,有徒手和负重的,也有障碍和无障碍的。一般在练习中,除了采用一些与竞技跳跃接近的练习项目及手段外,更多地是来自民间的游戏和娱乐活动。下面主要阐述几种跳跃类健身方法。

(一)高度跳练习法

高度跳是向垂直方向跳跃的运动,在健身锻炼中,进行高度跳练习时要特别注意运动安全,其要点是:掌握平衡,注意落点,控制跳起高度,达到活动的目的即可。在具体的练习中,主要有以下几种练习方法。

1. 直膝跳

直膝跳的作用主要是发展踝关节和小腿三头肌的力量。其动作要领:身体直立,两手置于体后,一手握住另一只手腕,两膝微屈,主要靠踝关节蹬伸的力量跳起,身体垂直向上,落地时以脚前掌着地,连续富有弹性的跳起。每组20次以上,可重复多组。

2. 原地蹲跳起

原地全蹲或半蹲,两臂后摆,两腿迅速用力向上蹬伸,两臂向上摆动,使人体尽可能获得最高的腾空高度。

3. 跳起分腿

原地双腿蹬地向上跳起,在空中两腿前后分腿,然后在空中完成并腿并以前脚掌着地,重复进行练习(图5-4)。

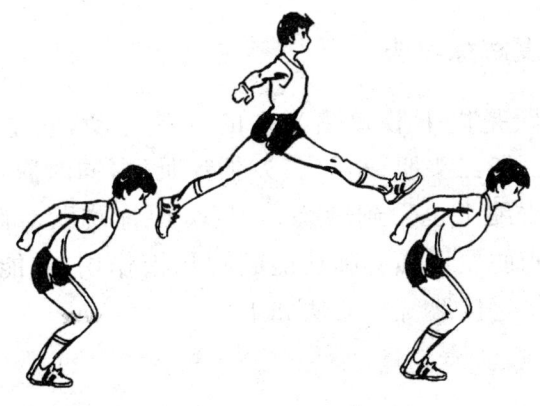

图 5-4

4. 团身收腹跳

原地半蹲跳起,两腿并拢,屈膝团身大腿尽量触及胸部,两臂协调配合摆动。

5. 原地单足换腿跳

左(或右)蹬伸跳起,左(或右)腿向上摆动,跳起时摆动腿下放与蹬地腿配合人体向上伸展,接着起跳腿落地,摆动腿上步换腿后继续蹬伸跳起。

6. 原地跳起直腿收腹跳

两腿半蹲两手后摆,接着两腿蹬伸跳起,两臂同时向上摆起,空中两腿并拢直腿收腹,两手尽量触及脚尖。落地时注意缓冲。

7. 连续助跑摸高

在运动场地放置多个悬挂物或利用自然环境,按照一定的要求连续助跑摸高。

8. 弧线助跑起跳

弧线助跑 3~4 步起跳,起跳时摆蹬配合,摆动腿屈膝带胯前摆,起跳腿充分蹬伸向上跳起。

(二)远度跳练习法

远度跳跃是以下肢弹跳为主的一项运动,它主要发展臀大肌、股四头肌、股二头肌、小腿三头肌等肌群,同时腹部肌群、腰部肌群在配合收缩下也得到锻炼。因此,原地跳跃对健美双腿、减少全身多余脂肪及增强心肺功能起到积极作用,并能有效发展下肢的柔韧性。远度跳练习方法如下。

1. 立定跳远

两脚原地开立,协调预摆几次,两臂及两腿用力蹬伸,然后收腹举腿前伸落地(图5-5)。

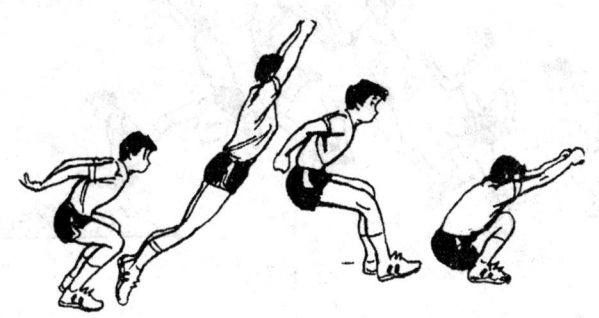

图5-5

2. 立定跳远后坐入沙坑

基本要领同立定跳远,只是两脚落地时,尽量使两腿触胸后两脚远伸,用臀部坐入沙坑(图5-6)。

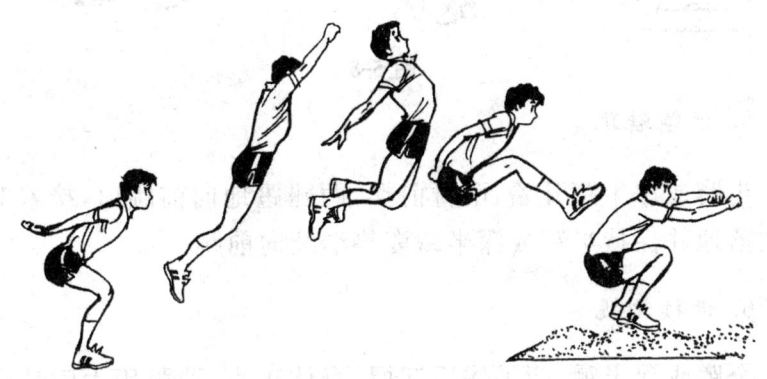

图5-6

3. 蹲起挺身跳

动作要领:两腿半蹲,两臂用力向前上方摆起,同时两腿用力蹬伸跳起,空中挺胸展胯,然后收腹举腿落地(图5-7)。

4. 原地两级蛙跳

两脚原地开立,协调预摆几次,两臂及两腿用力蹬伸摆动,然后收腹举腿前伸落地,接着继续蹬伸配合进行第二次跳跃(图5-8)。

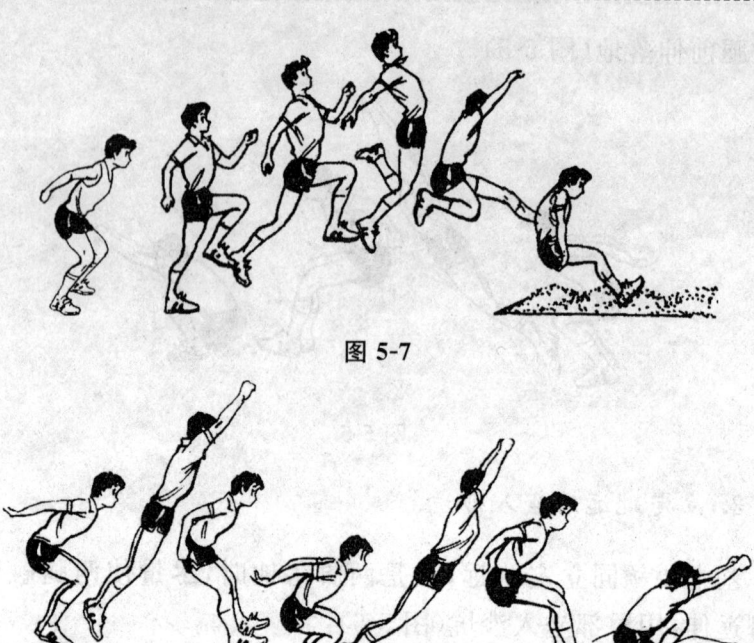

图 5-7

图 5-8

5. 连续蛙跳

半蹲或深半蹲开始,两臂前摆,两腿蹬地向前跳出,接着双腿前收落地并保持半蹲或深半蹲姿势继续向前跳。

6. 连续兔跳

全蹲或深半蹲,两手体后互握,身体正直,两腿用力蹬地向前跳进。连续进行练习(图 5-9)。

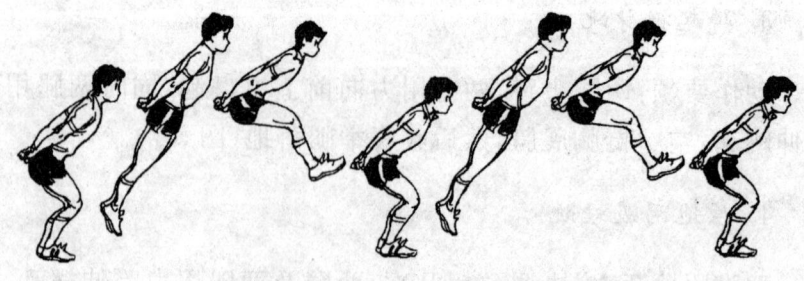

图 5-9

7. 单足跳接跨步跳

单足向前跳一次,脚着地后,迅速蹬伸用力做跨步跳动作,当前摆的腿落地后再接着做单足向前跳,依次反复,左右腿轮换练习(图5-10)。

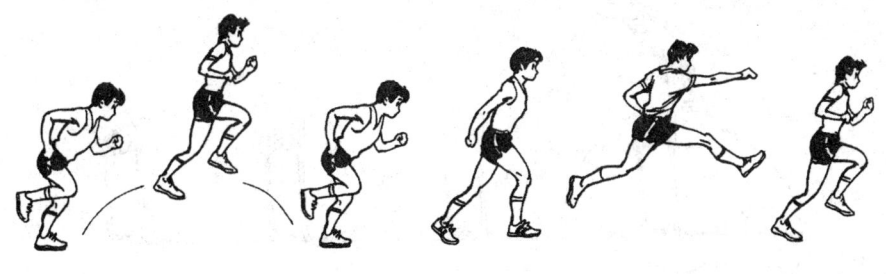

图 5-10

(三)障碍跳练习法

障碍跳是指越过障碍物的跳跃练习方法,障碍跳练习对于人体的协调性、灵活性有着重要的发展作用。在练习中,可采用跳栏架(或跳箱)的练习方法。跳栏架练习对于发展踝关节、大小腿肌群和髂腰肌的力量具有很好的效果。

1. 跳深练习

跳箱高60~100厘米,栏架高80~100厘米,栏架距跳箱2米左右。站在跳箱上两腿并拢跳下,接着继续跳起越过栏架(图5-11)。

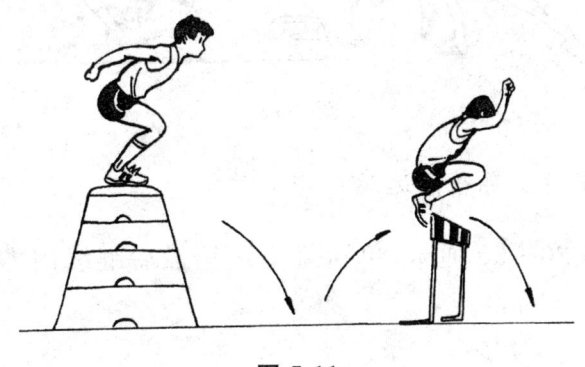

图 5-11

2. 连续跳越栏架练习

栏架高 70～100 厘米，距栏架 30～50 厘米处双腿起跳越过栏架（图 5-12）。

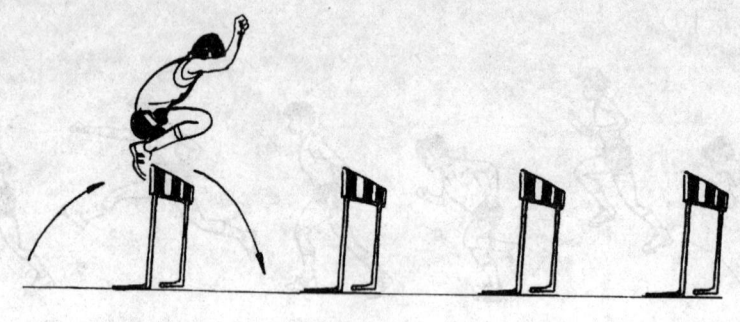

图 5-12

3. 原地弓步并腿跳跃过障碍

距障碍 80 厘米处站立，障碍高 30 厘米左右。原地弓步站立，两臂向前上方摆起，支撑腿用力蹬伸向前上方跳起，两腿并拢收腹越过障碍后落地（图 5-13）。

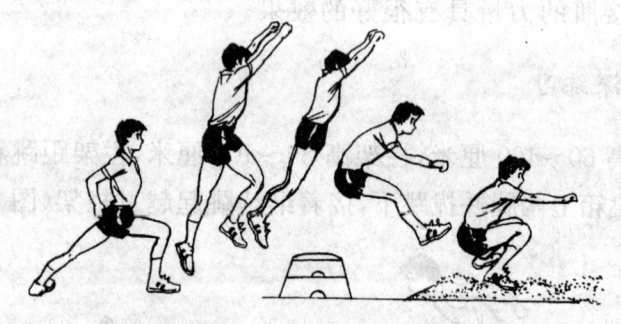

图 5-13

4. 单腿跳上跳箱向远跳

跳箱高 20～30 厘米，单腿跳上跳箱然后继续用力蹬伸向前跳落沙坑（图 5-14）。

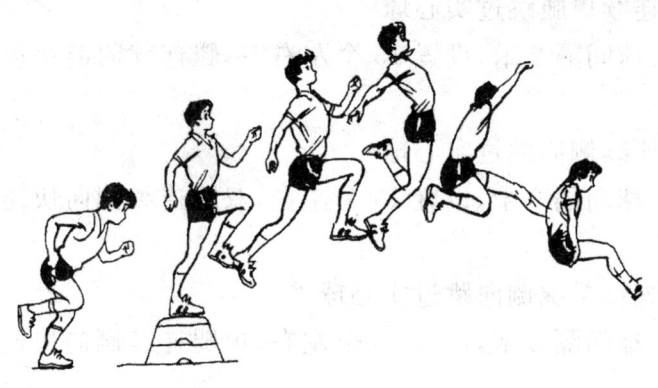

图 5-14

(四)游戏跳练习法

游戏性健身跳是以游戏为目的而进行的跳跃练习。这种跳跃练习法一般以轻松、欢快的游戏气氛来达到调节身心状态的目的。游戏性的健身跳多为儿童、少年采用,但其中有一些练习也适合于成年人。常见的练习手段有以下几种。

1. 跳实心球游戏

(1)连续跳过实心球

实心球间隔 2~2.5 米,设置 15 个左右,双腿连续向前快速跳过实心球(图 5-15)。

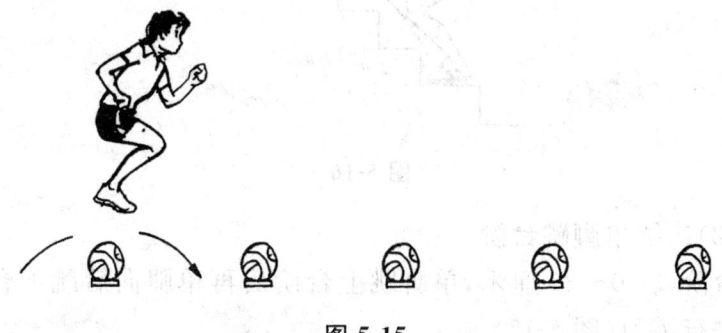

图 5-15

(2)连续单腿跳过实心球

实心球间隔2米,设置15个左右,单腿连续向前快速跳过实心球。

(3)连续侧向跳过实心球

实心球间隔2米,设置15个左右,双腿连续侧向快速跳过实心球。

(4)连续单腿侧向跳过实心球

实心球间隔2米,设置15个左右,单腿连续侧向快速跳过实心球。

2. 跳台阶游戏

连续性跳台阶可有效发展腿部力量,健美腿部。一般每次跳10~15个台阶,跳若干组,随着力量增强,可从双脚跳过渡到单脚跳,可由一次跳一个台阶过渡到两个台阶。

(1)连续双脚跳台阶

台阶高30~50厘米,双腿跳起,蹬踏在台阶上,然后向后跳下,连续练习(图5-16)。

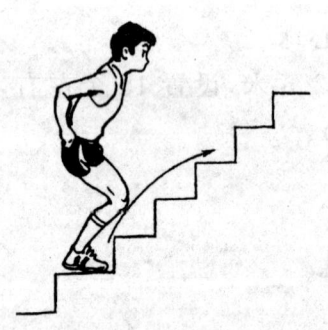

图5-16

(2)连续单脚跳台阶

台阶高20~30厘米,单脚跳上台阶后再单腿向后跳下台阶,连续进行练习(图5-17)。

(3)连续台阶换腿跳

台阶高30~50厘米,一腿蹬踏在台阶上,另一腿支撑于地面。两腿及两臂同时用力向上跳起,在最高点时换腿,连续练习(图5-18)。

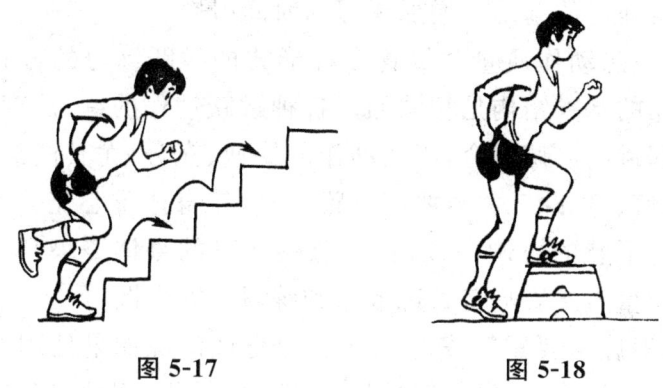

图 5-17　　　　　　　　图 5-18

四、健身跳锻炼的注意事项

(1)健身跳对场地条件没有特殊的要求,只要地面平坦、无碎石、硬块又不滑即可,如条件允许最好选择较为松软的地面,要避免因地面过硬、跳跃动作不好而造成足、踝挫伤或胫骨发炎以及膝关节的慢性劳损。

(2)在健身跳锻炼之前要做好准备活动,准备活动的目的是使机体逐渐进入运动状态,防止肌肉拉伤、关节挫伤等伤害事故的发生。准备活动包括慢跑、徒手操(如伸展、转体、扩胸、侧屈等)、柔韧练习(如压腿、踢腿、压肩、"下腰"、劈叉等)和一些轻微的跳跃,练习时动作应由小到大,速度由慢到快,以逐渐适应。准备活动时间一般为10~15分钟,气温低或练习前情绪不高,活动时间应稍长一些,而且动作稍缓一些。

(3)以健身为目的的跳跃练习,应以有氧代谢运动形式为主,因此要确保足够的练习时间,每天的练习时间至少在半小时以上。若没有固定的时间或较长的时间进行健身跳练习,可以采用化整为零的方式进行,即每天练习多次,每次练习10~15分钟。只要长期坚持,同样可以取得良好的练习效果。

(4)练习要循序渐进。在健身跳练习时,应逐渐增加练习强度,以避免身体出现不适反应。在处理健身跳的练习时间(量)和强度的关系时,要在保证一定时间(量)的前提下提高强度,在具有了一定强度的基础上增加练习的时间(量)。

(5)注意动作质量。尽管多种形式的跳跃练习的方式不同,但其动作的基本结构是相同的。各种跳跃动作的练习,都应注意摆动与起跳的协调配合,蹬地动作的快速、充分,尤其注意在起跳结束时,髋、膝、踝三关节要充分蹬伸,以使身体重心充分腾起,注意上肢与下肢的协调一致性,注意跳跃时的身体姿势与平衡等。动作的质量直接影响着锻炼效果和练习的安全性。

(6)锻炼中要重视安全问题。健身性锻炼如果处理不当,会造成运动性损伤,导致与健身目标相反的结果,因此,应高度重视练习的安全问题。在跳跃练习前,应做充分的准备活动。在练习场地、设置上,也应事先做好检查和准备工作,形成安全的练习区、落地区(沙坑或海绵包),以避免练习时发生伤害事故。

(7)创造良好的锻炼氛围。个人练习健身跳容易感到枯燥;多人在一起练习可以相互督促、相互鼓励,气氛热烈导致兴趣盎然,从而提高练习的量和强度,取得更好的练习效果。同时,健身跳练习过程中,不论是节奏很强的练习,还是不需要明显节奏的练习,如能伴随音乐进行,则能同时促进身心愉悦。

第三节 投掷健身

一、健身投概述

健身投是指人体运用自身的力量,用双手或单手将投掷物投出的运动方式,主要用来发展人体的投掷力量。健身投对于发展人体的上肢肌肉力量和协调素质有着重要的作用。

投掷能力是人体基本运动能力之一,无论是日常生活中的劳动需要,还是健身需要,投掷锻炼都是必不可少的。经常参加投掷锻炼，对于发展上肢、躯干和腿部肌肉的力量有着重要的作用，同时，也可以有效地提高身体的协调素质和灵敏素质。所以，通过投掷健身锻炼，不仅可为生活与工作提供基本活动能力的保证，还可以为其他健身项目的参与奠定良好的身体素质基础。根据投掷动作的不同，一般可将健身投分为抛球、推球、掷球等几种投掷练习方法。

投掷运动是由人体携持规定的器械，通过一定的运动形式，利用人体自身的运动能力，将器械抛射到尽可能远或准的运动项目。投掷时人体是通过直线（助跑、滑步）或曲线（旋转）两种方式对器械进行加速而实现的非周期性运动。

投掷运动属于运动持续时间短、技术性强、以绝对力量为基础、以速度为核心、爆发性要求高的运动项目。随着现代投掷运动的发展，竞技的推铅球、掷铁饼、掷标枪、掷链球项目飞速发展。但由于投掷项目受场地器械条件、安全防范措施等的影响，竞技投掷运动的全面开展还有很大的局限性。因此，在竞技投掷项目不断发展的同时，人们已开始注意把竞技投掷项目和其他一些非正规的投掷项目作为健身手段，这样既保留了投掷运动在竞技体育中的地位，又充分体现了投掷运动的锻炼价值。如今，健身投已成为人们锻炼身体、增强体质的主要方式。

二、健身投的锻炼价值

健身投的锻炼价值表现在以下几方面。

(一)增强上肢肌肉力量，改善体形

经常参加投掷练习，可以使人的体格变得健壮，体形变得健美。投掷项目要通过人体肌肉收缩来实现对器械的作用力。通过投掷练习，人体的肌肉发生了明显的变化，原有的肌纤维变得更加粗壮结实，肌肉块增大，肌肉力量增强，从而使人的体格变得更加健壮。衡量体形美的主要指标是胸围、腰围、臀围之比。人体的肩、胸、腹和臀部是脂肪最容易堆积的地方。而各种投掷手

段,都可用来发展人体这些部位的肌肉活动能力。它可以消耗脂肪,降低体脂比重,使肌肉力量得到提高。

(二)增强关节的灵活性和稳固性

经常参加健身投锻炼,可以使各关节的骨密质增厚,因为投掷练习需要踝关节、膝关节、髋关节、肩关节、肘关节和腕关节的活动动作来完成,从而使各个关节产生适应性变化;还可以使肌腱和韧带增粗,在骨附着点处直径增大,胶原含量增加,单位体积内的细胞含量增加,使关节周围的肌肉力量增大,关节软骨增厚,加大了关节的稳固性。另外,投掷练习还可以增大关节囊周围肌腱、韧带和肌肉的伸展性,使关节活动幅度加大。

(三)改善肌肉的协调能力

投掷锻炼一个动作的完成往往需要全身肌肉的协调作用,所以,长时间的投掷锻炼,对改善肌肉的协调能力有着良好的作用。而且,进行投掷练习时,为了提高器械的出手速度,通常要加大对器械的作用力,也可以使肌肉的协调能力得到改善。

三、健身投的锻炼方法

健身投的锻炼,一般可选择实心球、垒球、橡胶球等球类器材,也可以选择沙包、飞盘和保龄球等一些游戏性健身器材。锻炼方法可以灵活运用,自由选择。

(一)熟悉球性练习法

1. 胸前左右手对拨球

两脚左右开立同肩宽,上体直立,两臂弯曲握持球于胸前,掌心相对。然后左右手交替拨球。依次反复练习。

2. 绕腿抛接球

两脚左右开立宽于肩,右手抓握球,左手抬起,右手绕左腿向上抛球。左手接球后右腿抬起完成同一动作。

3. 绕体传接球

两脚左右开立同肩宽,两膝微屈,右手抓握球于体侧,沿顺时针方向围绕身体传接球,左手接球后仍沿顺时针方向,向右手传接球。运行一周后可沿反方向传接球。

4. 侧身弓步抛接球

两脚左右开立宽于肩,右手握球,两臂侧举掌心朝上,成右弓步。右腿蹬地,同时抬起上体,带动右手向左侧方向抛球。左手接球后随之呈左弓步站立,左腿蹬地完成左手侧抛球动作。

5. 俯身胯下八字传接球

两脚左右分开,上体前屈,右手抓握球后沿两腿绕八字传接球,左手接球后沿八字进行传接球。

6. 身后双手上抛球

两脚自然站立,双手握持球于身后。两腿弯曲,两腿蹬伸,上体前摆,双手随之向上抛球,经身后至体前然后用双手接住球。

7. 单手抛双手接

两脚自然站立,右手握持球于体侧,然后向左上方向抛球,双手接住实心球,再用左手完成同样动作。

8. 双人抛接球

两人面对站立,相隔3～5米。甲用右手将球抛至乙的右肩处,乙用右手接住后回抛给甲。左右手反复抛球练习,也可以双手做此练习。

9. 多人抛接球

抛接方法与双人抛接相同。练习时,可根据人数多少,占成三角形、圆圈或两列横队(面对面)相互抛接。

(二)推抛实心球练习法

1. 单手推抛球练习(以右手持球为例)

(1)原地推球

根据不同年龄选择适宜的实心球,选择一块开阔场地,画一个直径 2 米左右的圆圈或起掷线。在圆内或线后,侧对推球方向,两腿左右开立,两脚呈八字形,单手持球紧贴颈部,身体向右倾斜并转体,体重移至弯曲的右腿上。推球时右腿先发力,向投掷方向蹬转送髋,上体转向投掷方向,抬头挺胸,用力伸臂将球推出,出手角度为 36°~40°。在抛掷方向的地面上每隔 1 米画一条标志线,便于观察抛球的远度。

(2)原地背向推球

背对投掷方向,在原地侧向推球基础上,两脚左右成"外八字"开立,加大躯干向右转的幅度。然后右腿快速蹬转送髋,带动躯干向投掷方向转动,当上体转向投掷方向,右侧胸、肩、臂在左侧支撑配合下完成快速推球动作。

(3)原地侧向推球

身体左侧对投掷方向,右手持球贴于颈部锁骨窝处,两脚左右开立宽于肩,身体向右倾斜,右腿弯曲支撑体重,左腿自然伸直以脚内侧着地。然后右腿快速蹬转,两腿用力并结合躯干和手臂力量将球向投掷方向推出。

(4)侧向垫步推球

两脚左右开立,左肩指向推球方向,右手持球于颈部,身体重心偏右腿。两腿向左侧垫一步的同时,快速收拉右小腿至身体重心投影点下方,并在左腿支撑前提下用力向投掷方向转蹬右髋、胸,完成最后的用力推球动作。

(5)背向垫步推球

背对推球方向,两脚前后开立,左脚在前,右脚在后。身体重心在弯曲的右腿上,右手持球于颈部,上体前倾。左腿后摆带动身体重心后移,右腿迅速蹬地并收拉右小腿,在身体左侧支撑配合下,身体右侧加速向前转动完成推球动作。

(6)正面上一步推球

两脚左右开立,正对投掷方向,右手持球于颈部,左脚向前上一步成支撑,身体向右扭转成原地推球姿势,然后右腿快速蹬转送髋,带动躯干向投掷方向转动完成推球动作。

(7)后撤一步推球

两脚左右开立,背对投掷方向,右手持球于颈部,重心偏右腿,上体前倾。左脚抬起后撤一步插落,右腿蹬地推髋前送,在左腿制动支撑下带动躯干向投掷方向转动完成推球动作。

(8)原地侧身抛球

两脚前后站立与肩同宽,左肩侧对抛球方向站立,右手握持实心球于体侧。右腿弯曲,上体适当向右侧倒,然后右腿快速蹬伸,躯干侧摆将球向左侧前方抛出。

(9)坐姿体侧抛球

屈膝分腿坐。左肩侧对抛球方向,右手持球于体侧,然后上体侧摆,右臂向上摆起,经头上向左侧方向抛球。左右手交替进行练习。

(10)坐姿单手推球

屈膝分腿坐在地上,面向推球方向,右手握持球于颈部,大臂与躯干夹角约 $90°$,上体后仰并向右转体,拉长胸、背、腰腹肌群,然后利用胸、腰腹部的力量将球推出。

2. 双手推抛球练习

(1)前抛球

面对抛球的方向,两脚左右开立,与肩同宽,双手持球。抛球时身体重心先下降,两膝弯曲下蹲,上体前倾,然后迅速蹬伸两腿,向前展体,将球向前上方抛出,出手角度约 $35°$。在抛掷方向的地面上每隔 1 米画一条标志线,便于观察抛球的远度。

（2）后抛球

背对抛球的方向，两脚左右开立，与肩同宽，双手持球上举。抛球时两腿弯曲下蹲，然后身体微微后移，两腿用力蹬伸并展髋，将球经头部的后上方抛出，出手角度约为 40°。

（3）原地转体抛球

两脚左右开立与肩同宽，左肩侧对抛球方向，双手握球于体侧，弯曲右腿，然后右腿蹬地转髋，带动躯干向抛球方向转动，并将球抛出。

（4）双手胸前推球

两脚左右或前后开立，面对投掷方向，双手握球于胸前，肘关节稍外展，推球时双腿先弯曲，上体适度后倾，再用力蹬地，挺胸，双臂用力向前上方将球推出。

（5）胯下后上方抛球

两脚左右开立，双手持球于体前，上体前屈，双手持球经胯下向后上方抛球。随即上体抬起转身将球接住。

（6）向前垫一步下手抛球

两脚前后分开站立，左脚在前，右脚在后。双手握持实心球于右侧前下方，右腿向前迈出一步，接着左脚向迈步积极落地成支撑，然后右腿蹬地送髋带动手臂向前上方抛出。

（7）向前垫一步上手抛球

两脚前后站立，左脚在前，右脚在后，双手握持实心球于头上方，右脚向前跨步成屈腿姿势，接着，左脚向前垫一步成支撑，然后右腿蹬伸，躯干前摆，手臂向前将球抛出。

（8）侧向垫步转体抛球

左肩侧对抛球方向站立，双手持实心球于体侧，侧向垫步后，右腿蹬地转胯使身体转动，同时将实心球向前抛出。右肩侧对抛球方向站立动作相反。

（9）坐姿前抛球

屈膝分腿坐，双手握持实心球于两腿内侧，双臂向前摆起，将球向前抛出。

(10) 坐姿后抛球

屈膝分腿坐。背对抛球方向，双手持球于大腿内侧，上体后仰，双臂用力将球向后抛出。

(三) 掷垒球（标枪）练习法

1. 原地投掷练习

(1) 原地正面投掷

正对投掷方向，两脚前后开立，左脚在前，右手持标枪（垒球、沙包、橡胶球）于肩上，上体稍后仰，持枪臂后引，利用两腿蹬地和振胸的力量，以胸带臂做鞭打动作将标枪向前上方掷出。

(2) 原地侧向掷球

身体侧对投掷的方向，两腿前后开立，投掷单手持球直臂于体后。掷球时，投掷臂向后伸展，与肩同高。投掷时后腿蹬地，转体，转肩翻肘，挺胸，投掷臂鞭打向前上方将球掷出。出手角度约为36°。练习时在开阔场地进行，并丈量投掷距离。

(3) 垒球掷准

身体侧对投掷方向，两脚前后开立，投掷臂单手持球直臂于体后。投掷时，右腿蹬地，转体，转肩翻肘，投掷臂做鞭打动作向前上方将球掷向靶子，靶子可用木板制作，1米见方，可在板上画上靶环。每人试掷3次，根据不同的环数确定胜负，多者为胜。

2. 上步投掷练习

(1) 上步掷球

两脚前后站立，左脚在前，右脚在后，面向投掷方向，右手持球于肩上方。右脚前跨一步，接着左脚向前迈步，积极落地后右腿蹬伸，以胸带臂将球向前投出。

(2) 交叉步投掷

两脚左右站立，左肩侧向投掷方向。右手持球于肩上方，右腿向投掷方向屈摆，肩轴与胯轴交叉，同时左腿向侧横跨一步落地成支撑,然后右腿蹬转送胯,躯干向投掷方向转动,以胸带臂将球向前投出。

(3)助跑掷垒球

面对助跑方向站立,单手持球于肩上,助跑6~8步后接投掷步,然后将垒球投掷出去。出手角度约为36°。注意助跑速度由慢到快,逐渐加速,不停顿地过渡到最后用力。

四、健身投锻炼的注意事项

(一)有效控制锻炼强度

练习强度通常与投掷的远度、练习的密度和使用的器械重量有关。初学者的练习强度应控制在70%~80%,随着掌握动作比较熟练,练习强度可逐渐增加至90%或者更高。练习密度,每次练习通常应间隔3~10秒,每组间隔3~5分钟。少年、儿童和老年人,练习强度不宜大,器械的重量不宜重,练习时心率控制在120~140次/分为宜,强度过低或过高都不能取得良好的健身效果。

(二)合理选择锻炼时间

练习时间可根据练习者本身的工作性质和练习的任务确定。在校学生可利用体育课时间和业余活动时间练习;工作人员可利用清晨、下班后或节假日练习,老年人的锻炼时间则不受限制,但应在饭后1.5小时后进行。练习时间通常应达到0.5~1小时,并产生一定疲劳的感觉,这样对运动器官和心血管系统有较好的锻炼效果。

(三)运用多种练习方法

形式多样的投远和投准练习,可以使人在练习中处于新鲜有趣、跃跃欲试的学习状态,这对提高练习质量和效果有积极的作用。运用游戏或比赛的手段与方法来提高投掷练习的趣味性,引导练习者主动学习、积极参与和提高锻炼效果的又一个重要方面。组织者应努力发挥主观能动作用,设计、组织以投准和投远比赛为特征的游戏化的教学内容和安排,提高教学过程的趣味性,活跃课堂气氛,调动练习者学习与锻炼的积极性。

(四)注意休息与恢复

采用积极性活动休息方式,如慢跑和轻跳,以对肌肉中的毛细血管起到"按摩作用",加快血液回流心脏,尽快排出机体中堆积的酸性代谢产物,减少肌肉酸痛现象,以利于下一次练习,在每次练习结束之后,可以采用按摩、牵拉肌肉等方法进行恢复。

(五)注意安全

投掷练习通常使用各种器械,动作速度快、力量大。因此,必须保证安全。练习时,首先做好准备活动,避免运动损伤。安排投掷练习时,要事先充分考虑投掷场地的设置,选择空旷的练习场地,留出足够的安全空间。同时,要经常性地进行安全投掷练习,培养安全意识。使练习者在自主学习、自己练习时,知道练习的安全要求,能够做到有效的自我保护。这也是一种自我控制能力的表现。

第四节 形体训练与矫正

一、形体基本素质训练

(一)手臂、肩部力量练习

通过手臂、肩部的柔韧性练习,能够促使上肢骨骼、肌肉韧带以及肩带的正常发育,增强力量与灵活性,培养正确的姿势,进一步提高肩部控制能力,使站立形态更加优美。

1. 练习一

双手掌向前撑于地面,双膝离地,双腿与肩同宽,双臂与地面垂直,收紧腰腹,背部和臀部尽量保持水平面,双肩膀不要超过手指尖。停留 120 秒钟为一组,反复练习 3 组。

2. 练习二

双臂上举,双手握哑铃拳心相对,做向后屈伸练习,手臂和身体保持一条直线,收腹立腰。连续做 20 次,反复练习 3 组。

3. 练习三

双手握哑铃拳心向前,两臂由体侧自然下垂开始,在体前做屈伸练习,上身保持直立,双臂尽量屈伸到最大限度。每组连续做 20 次,反复练习 3 组。

4. 练习四

双手握哑铃拳心向上,两臂由胸前平屈开始,做侧平举练习,上身保持直立,肩与双臂尽量保持水平。连续做 20 次,反复练习 3 组。

5. 练习五

双臂屈肘于胸前,双手握哑铃拳心向内,做含展胸的练习。每组连续做 20 次,反复练习 3 组。

(二)胸腹部力量与柔韧性练习

胸腹部力量与柔韧性练习是形体训练的重要内容之一。胸腹部力量的强弱与柔韧性的好坏决定了一个人形体控制能力的好坏和体形的优美程度。

1. 练习一

屈膝侧卧,两手扶头后,腹侧肌收缩,上体尽量高抬。每组连续做20次,反复练习2组。

2. 练习二

仰卧,屈膝,两脚同肩宽,双手扶头后,腹肌收缩,上体抬起,腰部始终与地面接触。每组连续做20次,反复练习2组。

3. 练习三

开立,双手侧平举,身体向左下侧腰,同时左臂前伸,右臂上举。停留20秒再还原。反复练习3组,换方向做。

4. 练习四

仰卧,双腿并拢,双臂放于身体两侧,双腿伸直抬起,伸向上方90°,然后慢慢往下落,背部压紧地面,尽量拉长手臂。每组连续做20次,反复练习3组。

5. 练习五

仰卧,双腿屈膝,大腿与小腿贴紧,双手抱住脚踝,双腿向前伸展,不落地控制在45°,双肩向头上方伸展,每组连续做15次,反方向练习3组。

(三) 髋部柔韧性练习

髋部柔韧性的练习是形体美的基本练习之一,是增强整体柔韧性和全身协调性的重要环节。通过对髋部柔韧性的练习也有助于雕塑臀部曲线。

1. 练习一

双腿屈膝,脚心相对,俯撑于地面,把膝关节压至最大限度,脚心相贴紧,臀部下沉,做控制时,大腿尽可能打开至最大限度。

2. 练习二

坐在地板上双腿屈膝分开,双手撑于膝关节处,双手用力下压膝关节,保持立腰,立背,挺胸,用力下压。

3. 练习三

分腿坐在地上并保持背部平直挺胸,同时向内收腹,双手扶大腿内侧;腰始终保持笔直状态;从臀部开始向前屈身,双手平放于体前,头和脊椎骨保持在一条直线上,膝盖和脚趾始终保持向上。

(四)腿部力量与柔韧性练习

腿部练习是基本训练的主要部分,重点是加强髋关节、膝关节、踝关节的坚固性和灵活性,从而提高站立姿态的腿部支撑能力和体形的优美程度。脚面柔韧性练习是形体训练不可忽视的一个环节,它对以后的各部位练习以及组合练习都有重要作用,是体现形体美、姿态美的一个重要标志。

1. 腿部力量练习方法

(1)练习一

两腿开立,双手放于身体两侧,双腿屈膝下蹲,下蹲时收腹立腰,两臂握拳前平举,两腿伸直还原,两臂下垂,连续做20次为一组,反复练习2组。

(2)练习二

左腿前弓步,双手叉腰,右腿做提踵练习,身体保持直立,脚跟尽量抬高,每组连续做20次,反复练习3组,换反方向做。

(3)练习三

两腿前后分开站立,双手放于身体两侧,双腿屈膝下蹲,两臂握拳前平举,两腿伸直还原,两臂下垂,连续做20次为一组,反复练习2组。

2. 腿部柔韧性练习方法

(1)练习一

练习者双腿并拢坐于地面,上体伸直紧贴双腿,稍抬头,同伴将双膝顶于对方后背部,双手按于对方腰部,向前下方施力。

(2)练习二

①练习者双腿自然分开,上身贴于地面尽量向前趴,同伴双膝顶住对方腰部,双手按对方背部,向前下方施力震颤。练习者膝盖和脚背保持向上姿势。

②练习者双腿分开坐立,右臂向左侧伸展,身体向右侧下压。左肩尽量贴近大腿,上身尽量保持直立,连续做10次,换反方向练习。

二、常见形体缺陷与纠正

(一)高低肩

两肩高低不平是由于经常用同一侧的肩膀挎包、扛东西或用同侧手提重物,导致一侧的肩部处于紧张状态。长此以往,一侧的肩部会出现明显斜肩,从而造成两肩的不平。

高低肩矫正方法如下。

1. 单肩上提

面对镜子站立,保持上体正直。低肩的一侧手斜下摆做提肩练习20次,另一只手保持自然下垂。反复练习3组。

2. 单肩侧绕

面对镜子自然站立,低肩的一侧手持哑铃,向侧绕至单臂侧上举,同时将另一只手叉腰。重复15次为一组,共练习3组。

3. 双肩上提

面对镜子站立,两手持哑铃下垂于体侧。身体保持正直,两手用力均匀,双肩端起同时吸气,使双肩保持在一个水平面上,停留10~30秒钟,之后沉肩。重复10次为一组,一共练习3组。

(二)驼背

由于平常不注意保持正确的身体姿势,背部肌肉不主动用力,造成背部肌肉松弛无力,从而造成驼背。

驼背的矫正方法如下。

1. 前屈压肩

两臂上举后躯干前屈,用手扶墙或把杆,胸部向下用力压,保持几秒钟,同伴帮助其向下沉压,使压力置于肩部伸肌上。

2. 平屈扩胸

两脚并拢,自然站立,两手持哑铃。两臂胸前平屈向后扩胸,两肩同时向侧打开,肘关节尽量端平。重复20次为一组,共练习5组。

3. 后握振臂

两脚并拢,自然站立,两手体后相握,两臂向上摆动,同时注意收腹、挺胸、抬头。重复15次为一组,共练习3组。

4. 仰卧两头起

俯卧于垫子上,两手抱头同时吸气,头、胸、腿同时向上抬起,使身体呈背弓形,控制5~8秒钟;吸气,还原。反复练习15~20次为一组,共练习2组。

5. 扶墙压肩胸

双腿开立,面对墙面,双手上举,手扶墙面,腰部下塌,头向后仰起,将胸部贴到墙面上。保持15秒钟为一组,共练习3组。

(三)塌腰

由于没有养成收腹立腰的习惯,使腰椎长年累月处于负重状态,造成腰椎正常的生理弯曲加大,久而久之就形成了"塌腰"的不良姿态。

塌腰的矫正方法如下。

1. 骨盆前倾斜

坐立时,以意念使神经冲动支配髋部即产生大范围的收缩,并要静止5秒钟,之后还原。重复5~10次。

2. 仰卧举腿

仰卧于地,双手钩握一牢固物体,然后屈腿,使大腿与髋关节、大腿与小腿各成90°角后,将腿上举使背部离开地面,保持5~10秒钟。重复5~10次。

3. 屈腿仰卧起

仰卧脚掌要着地;练习时屈髋、膝,同时颈部也开始向前慢屈,使背部抬离地面45°。重复5~20次。

(四)脊柱侧弯

脊柱侧弯指的是人的脊柱往一侧弯曲或者倾斜,普遍表现为两肩高低不等,腰侧凹不对称,同侧背部隆起等。脊柱侧弯是由于长期身体侧向屈体造成的。例如,学习时左手臂不放在桌上写字、扭转身体伏案书写等,久而久之就会形成脊柱侧弯。

脊柱侧弯的矫正方法如下。

1. 体侧

双脚开立,自然站立,脊柱侧凸一方手臂向另一侧下腰摆动,同时另一手臂在腰后。脊柱向相反方向最大限度下侧腰,控制5~8秒钟,还原。重复15次为一组,共练习3组。

2. 转体

双脚开立,双手持哑铃,弯曲双臂,胸前平举;扭转躯干,向脊柱凸起的方向做体转运动。动作过程中要保持双腿伸直,双脚不能离开地面。反复练习20次为一组,共练习3组。

3. 跪立后举腿

跪立,两手掌体前撑地,将脊柱侧凸一方的腿用力向后上方抬起;抬腿时,挺胸,抬头,动作要快。控制时后腰肌用力加紧,停留8~10秒钟,还原。重复练习20次为一组,一共练习3组。

(五)"O"形腿

"O"形腿是由于遗传或者大腿内收肌群力量薄弱所导致的膝关节内翻现象。"O"形腿的测量方法是:双脚踝部并拢,双膝不能靠拢,呈"O"形腿;双膝间距3厘米为轻度,3厘米以上为中度,5厘米以上为重度。越年轻矫正,效果就越好。

"O"形腿的矫正方法如下。

1. 方法一

双腿站立,上体前倾;两手扶于膝关节,双手向内用力,蹲时要大腿贴住小腿,控制5~8秒钟。重复练习10~15次为一组,共练习3组。

2. 方法二

双手扶把杆,双脚并拢,双膝间用力夹紧,双脚立踵上提,停留10秒钟。为增加夹紧的程度,两膝之间可夹一物。要保持所夹物体不掉落,物体的厚度可以逐减。每组重复练习10次为一组,共练习5组。

3. 方法三

坐立,双脚开立;双手扶膝关节处用力向下压膝,压膝时两脚着地,停留20~30秒钟。重复练习10次为一组,共练习2组。

(六)"X"形腿

"X"形腿指的是股骨内收内旋和胫骨外展外旋所形成的一种骨关节异常现象。"X"形腿的测量方法是站立,两膝并拢而两腿不能并拢,中间距离为1.5厘米以上的都属于"X"形腿。矫正"X"形腿困难很大,如果长期坚持练习,也能得到很好的效果。

"X"形腿的矫正方法如下。

1. 方法一

站立,双手扶把杆,双脚夹物体,立踵上提。双膝尽量保持并拢,双脚用力向内夹物体,双足最大限度立踵。重复练习10次为一组,共练习3组。

2. 方法二

坐立,双腿分开到最大限度,双脚掌相对,双手扶膝,用力向下压膝,停留5秒钟。重复练习10~15次为一组,共练习5组。

3. 方法三

坐立,双腿伸直,并拢。右腿屈膝,右脚放在左膝上。左手托住右脚腕向上用力,右手扶右膝向下用力压膝,压到最大限度,之后还原。每条腿重复练习15~20次为一组,共练习4组。

第六章　传统体育运动康复干预与全面健身实现

传统体育主要以身体活动的方式进行,如此能够促进人的身体健康发展,增强人的体质,愉悦身心,使人的生理机能、心理素质得到全面恢复与提高。因此,传统体育才受到了患者和健身爱好者的欢迎与喜爱,成为运动康复和健身养生的主要手段。武术、太极拳和健身气功是传统体育运动中的典型代表,本章主要就这些项目的健身方法指导进行研究。

第一节　武术基础

一、武术基本手形

(一)拳

1. 动作方法

如图 6-1 所示,四指并拢卷握,拇指紧扣食指的第二指节处。拳心朝上(下)为平拳;拳眼朝上(下)为立拳。拳分为拳面、拳背、拳眼、拳轮、拳心。

拳面:食指、中指、无名指和小指第一节指骨相并形成的平面称为拳面。

拳背:手背的一面称为拳背。

拳眼:拇指根部与食指相叠而成的螺旋形圆窝称为拳眼。

拳轮:小指一侧酌螺旋圆窝称为拳轮。

拳心:手心的一面称为拳心。

2. 动作要点

拳握紧,拳面平,直腕。

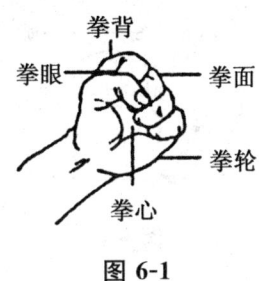

图 6-1

(二)掌

1. 动作方法

如图 6-2 所示,四指并拢伸直,拇指弯曲紧扣于虎口处为柳叶掌。拇指外展呈八字掌。大拇指向掌心一侧屈扣,其余四指并拢后张为直立掌;拇指侧在上,小指一侧在下,四指并拢。小臂与掌同在一直线称为柳叶掌。手心向上直掌称仰掌,手心向下直掌为俯掌;侧掌立于胸前或腋前,掌心向异侧方向,或倒立于两侧腰间,掌心向前称为侧立掌。

2. 动作要点

掌心展开、竖指。

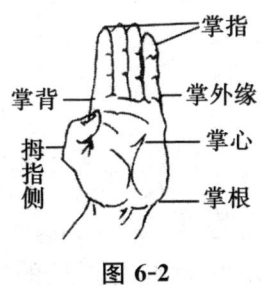

图 6-2

(三)勾

1. 动作方法

如图 6-3 所示,勾,亦称"勾手"。屈腕,五指尖捏拢。勾分为勾尖与勾顶。勾尖向上为反勾手,勾尖向下为下勾手。

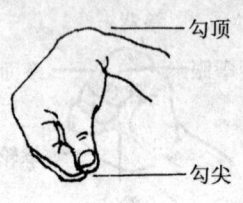

图 6-3

2. 动作要点

尽量屈腕。

(四)爪

1. 动作方法

爪,模仿飞禽走兽之爪,五指或分开或并拢,指扣屈成爪。立掌背伸,五指弯曲内抓。

2. 动作要点

掌指弯曲紧扣。

二、武术基本步法

(一)步形

1. 马步

(1)动作方法

预备姿势:并步直立抱拳。

左脚向左侧一大步(约为本人脚长的 3 倍),两脚脚尖正对前方,全脚掌着地,屈膝半蹲,膝盖不超过脚尖,大腿接近水平,身体重心落于两腿之间;两手抱拳于腰间。两眼平视前方(图6-4)。

(2)动作要点

挺胸、塌腰、展髋、脚跟外蹬。

2. 弓步

(1)动作方法

预备姿势:并步直立抱拳。

左脚向前一大步(约为本人脚长的4至5倍),脚尖微内扣,左腿屈膝半蹲,大腿接近水平,膝与脚尖垂直,右腿挺膝伸直,脚尖内扣向右前方,两脚全脚掌着地,上体正对前方;两手抱拳于腰间;眼向前平视。弓右脚为右弓步,弓左脚为左弓步(图6-5)。

(2)动作要点

前腿弓,后腿绷,挺胸、塌腰、沉髋,前脚尖同后脚跟成一直线。

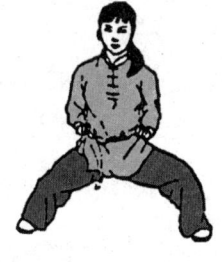

图 6-4

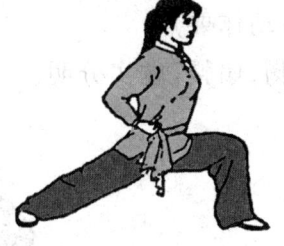

图 6-5

3. 仆步

(1)动作方法

预备姿势:并步直立抱拳。

右腿向右一大步,屈膝全蹲,大腿和小腿靠紧,臀部接近小腿,全脚掌着地,脚和膝外展,左腿挺直平仆,脚尖内扣,全脚掌着地;两手抱拳于腰间;眼向左平视。仆左腿为左仆步,仆右腿为右仆步(图6-6)。

(2)动作要点

挺胸、塌腰、沉髋。

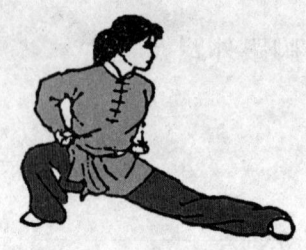

图 6-6

4. 虚步

(1)动作方法

预备姿势:并步直立叉腰。

右脚外展 45°,屈膝半蹲,左脚提起前移一步,脚跟离地,脚掌绷平,脚尖稍内扣,虚点地面,膝微屈,重心落于右腿上;两手叉腰;眼向前平视。左脚在前为左虚步,右脚在前为右虚步(图 6-7)。

(2)动作要点

挺胸、塌腰,虚实分明。

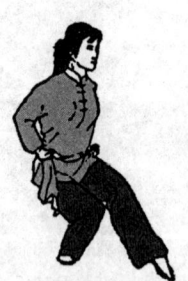

图 6-7

5. 丁步

(1)动作方法

预备姿势:并步直立抱拳。

两腿屈膝半蹲,右脚全脚掌着地,左脚脚跟提起,脚尖里扣虚点地面,脚面绷直,贴于右脚脚弓处,重心落于右腿上;两手抱拳于腰侧;眼向前平视。左脚尖点地为左丁步,右脚尖点地为右丁步(图6-8)。

(2)动作要点

与虚步相同。

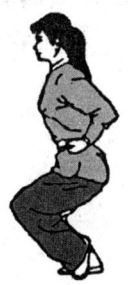

图 6-8

6. 歇步

(1)动作方法

预备姿势:并步直立抱拳。

两腿交叉靠拢全蹲,左脚全脚掌着地。脚尖外展,右脚前脚掌着地,膝部贴于前腿外侧,臀部坐于后腿接近脚跟处;两手抱拳于腰间;眼向左前方平视。左脚在前为左歇步,右脚在前为右歇步(图6-9)。

(2)动作要点

挺胸、塌腰,两腿靠拢并贴紧。

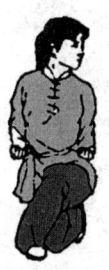

图 6-9

7. 坐盘

(1)动作方法

预备姿势:并步直立抱拳。

右脚后插在左腿后面,两腿交叉,右腿屈膝坐地,大小腿均着地,脚跟接近臀部,左脚在身前横跨,使左大腿贴近胸部;两手抱拳于腰间;眼向左前方平视。左腿在前为左坐盘,右腿在前为右坐盘。

(2)动作要点

与歇步相同。

(二)步法

1. 击步

(1)动作方法

预备姿势:两脚前后开立,同肩宽,两手叉腰(图6-10)。

上体前倾,后脚离地提起,前脚随即蹬地前纵。在空中时,后脚向前碰击前脚。落地时,后脚先落,前脚后落。眼向前平视(图6-11、图6-12)。

(2)动作要点

跳起空中时,要保持上体正直并侧对前方。

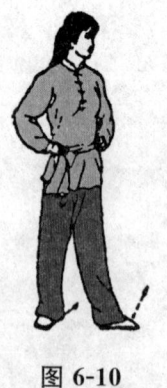 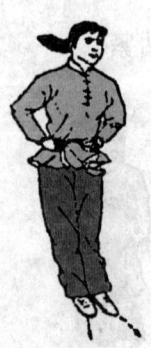 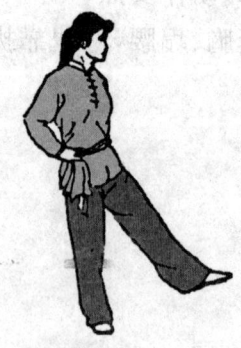

图6-10　　　　　图6-11　　　　　图6-12

2. 垫步

(1)动作方法

预备姿势:与击步同(图6-13)。

后脚离地提起,脚掌向前脚处落步,前脚立即以脚掌蹬地向前上跳起,将位置让于后脚,然后再屈膝提腿向前落步。眼向前平视(图6-14)。

(2)动作要点

与击步相同。

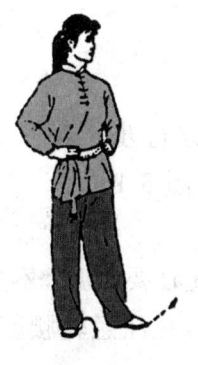
图 6-13

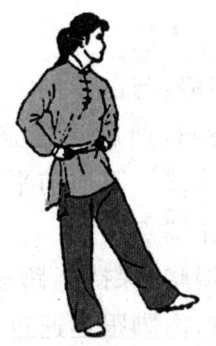
图 6-14

3. 盖步

(1)动作方法

预备姿势:两脚左右开立,同肩宽,两手叉腰(图6-15)。

重心左移,右脚提起,经左脚前向左侧横迈一步,右腿屈膝,脚尖外展;两腿交叉,重心偏于右腿(图6-16)。练习时,左右交替进行。

(2)动作要点

横迈要轻灵,步幅要适当。

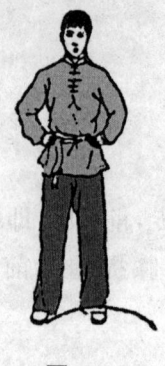 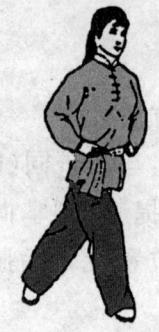

图 6-15　　　　　　图 6-16

4. 弧形步

(1) 动作方法

预备姿势：与击步同。

两腿略屈，两脚迅速连续向侧前方行步。每步大小略比肩宽，走弧形路线。眼向前平视（图 6-17、图 6-18）。

(2) 动作要点

挺胸、塌腰，保持半蹲姿势，身体重心要平稳，不要有起伏现象。落地时，由脚跟迅速过渡到全脚掌，并注意转腰。

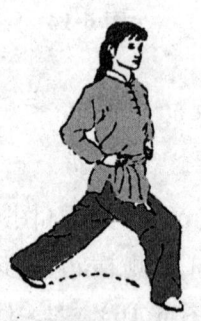 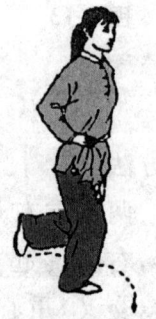

图 6-17　　　　　　图 6-18

5. 插步

(1) 动作方法

预备姿势：与盖步同（图 6-19）。

重心左移，右脚提起，经左脚后向左侧横迈一步，脚前掌着地，两腿交叉，重心偏于左腿（图 6-20）。练习时左右交替进行。

(2)动作要点

同盖步。

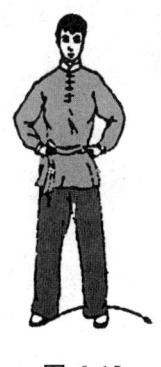

图 6-19

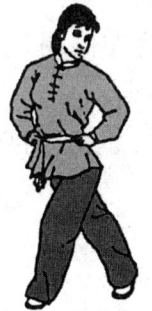

图 6-20

三、武术基本腿法

(一)踢腿

踢腿是腿部练习中的重要内容,也是武术基本功训练的重要内容之一。通过练习,可提高腿部的柔韧性和灵活性。踢腿的方法有直摆性腿法和屈伸性腿法两种。

1. 正踢腿

(1)动作方法

预备姿势:两脚并立;两手成立掌或握拳,两臂侧平举。

左脚向前上半步,左腿支撑,右脚脚尖勾起向额前方猛踢;两眼向前平视。练习时,左右腿交替进行。

(2)动作要点

挺胸、立腰。踢腿时,脚尖勾起绷落或勾起勾落。收髋、收腹,踢腿过腰后应加速,要有寸劲。

2. 侧踢腿

(1)动作方法

预备姿势:与正踢腿相同。

右脚向前上半步,脚尖外展,左脚脚跟稍提起,上体右转90°;左臂前伸,右臂后举。随即用左脚脚尖勾紧向左耳侧踢起;同时右臂屈肘上举亮掌,左臂屈肘立掌于右肩前或垂于裆前;眼向前平视。踢左腿为左侧踢,踢右腿为右侧踢。

(2)动作要点

挺胸、立腰、开髋、侧身、猛收腹。

3. 侧踹腿

(1)动作方法

预备姿势:两脚并立,两手叉腰。

两腿左右交叉,右腿在前,稍屈膝。随即右腿伸直支撑,左腿屈膝提起,左脚脚尖内扣,脚跟用力向左侧上方踹出,高与肩平,上体向右侧倒;目视左侧方。练习时,左右腿可交替进行。

(2)动作要点

挺膝、开髋、猛踹,脚外侧朝上,力达脚跟。

4. 外摆腿

(1)动作方法

预备姿势:与正踢腿相同。

右脚向右前方上半步,左脚脚尖勾紧,向右侧上方踢起,经面前向左侧上方外摆,直腿落在右脚旁;眼向前平视;左掌可在左侧上方击响,也可不击响。练习时,左右腿交替进行。

(2)动作要点

挺胸、塌腰、松髋、展髋。外摆幅度要大并成扇形。

5. 弹腿

(1)动作方法

预备姿势:两腿并立,两手叉腰。

右腿屈膝提起,大腿与腰平,右脚脚面绷直。提膝接近水平时,要迅速猛力挺膝,向前平踢(弹击),力达脚尖,大腿与小腿成一直线,高与腰平,左腿伸直或微屈支撑;两眼平视。

(2)动作要点

挺胸、立腰、收髋、脚面绷直,弹击要有寸劲。

6. 蹬腿

(1)动作方法

预备姿势:与弹腿同。

与弹腿同,唯脚尖勾起,力点达于脚跟。

(2)动作要点

与弹腿同。唯强调勾脚尖。

7. 里合腿

(1)动作方法

预备姿势:与正踢腿同。

右脚向右前方上半步,左脚脚尖勾起向里扣并向左侧上方踢起,经面前向右侧上方直腿里合,落于右脚外侧;右手掌可在右侧上方迎击右脚掌(击响),也可不击响;眼向前平视。练习时,左右腿交替进行。

(2)动作要点

挺胸、立腰、松髋、合髋。里合幅度要大并成扇形。

(二)劈腿

劈腿主要是加大髋关节的活动幅度,增进腿部的柔韧性。劈腿练习可结合压腿和搬腿进行。劈腿的方法有横叉、竖叉两种。

1. 横叉

两臂侧平举或在体前扶地,两腿左右分开成直线,脚内侧着地或脚尖上翘。练习时挺胸、立腰、展髋、挺膝。

2. 竖叉

两臂侧平举或扶地;两腿前后分开成直线,左腿后侧着地,脚尖朝上,右腿内侧或前侧着地。练习时挺胸、立腰、沉髋、挺膝,两腿成一条直线。

(三)后扫腿(伏地后扫)

1. 动作方法

预备姿势:两脚并立,两臂垂于体侧。

左脚向前上一步,左腿屈膝半蹲,右腿挺膝伸直,成左弓步;同时两掌从两腰侧向前平直推出,掌指朝上,小指一侧朝前;眼看两掌尖。左脚尖内扣,左腿屈膝全蹲,成右仆步姿势;同时上体右转并前俯,两掌随体右转在右腿内侧扶地,右手在前;随着两手撑地、上体向右后拧转的惯性力量,以左脚前掌为轴,右脚贴地向后扫转一周。

2. 动作要点

转体、俯身、撑地、扫转要连贯协调,一气呵成。上下肢动作不要脱节。

(四)扳腿

1. 正扳腿

右腿直立,左腿屈膝上提,右手握住左脚外侧,左手抱膝,然后右手握住左脚上扳,同时左腿挺膝向前上方举起,左手压住左腿膝关节。也可由同伴托住脚跟上扳。

2. 后扳腿

手扶一定高度的物体或肋木,左腿支撑,由同伴托起右腿从身后向上扳举,挺膝,脚尖绷直。练习时挺胸、塌腰、髋放正、腰后屈。

第二节 太极拳

一、太极拳健身基本技术

(一)手型

1. 拳

五指自然握拢，不要握得太紧，拇指放在食指、中指第二指节上。

2. 掌

稍微弯曲五指（避免过分僵直和过分松软），自然分开，掌心微含，保持弧形虎口。

3. 勾

五指第一指节捏拢，手腕弯曲，保持手指和手腕处于自然状态。

(二)手法

1. 冲拳

双手握拳置于腰间，立拳向前打出，出拳的高度要在肩膀以下，力达拳面。

2. 搬拳

屈臂俯拳，向上、向前，以肘关节为轴，前臂翻至体前，稍微弯曲肘部，力达拳背。

3. 贯拳

双手握拳置于腰间,从下向前上方弧形横打,出拳的高度与耳齐平,手臂稍屈,力达拳面。

4. 推掌

(1)双推掌

从胸前开始同时向前将两掌推出,掌指向上,两掌距离小于肩宽,出掌的高度在双眼下方,力达掌根。

(2)单推掌

掌须经耳旁臂内旋向前立掌推出,掌心向前,指尖不要超过眼的高度,力达掌根。

(三)步型

1. 并步

两脚左右开立,脚间距大约为 20 厘米,身体重心放在两腿间或单独放在其中一条腿上。

2. 仆步

一腿膝盖弯曲向下蹲,脚尖略外展,全脚掌着地;另一腿自然蹬直,脚尖里扣,全脚掌着地,屈膝下蹲腿的脚尖和另一腿的脚跟保持在一条直线。

3. 弓步

前腿膝盖弯曲前弓,脚尖朝前,膝盖与脚尖上下相对,大腿斜向地面;后腿自然蹬直,脚尖斜向前方 45°～60°,左右脚脚跟之间相距 10～30 厘米(横向距离)。

(四)步法

1. 开步

一脚侧方向移动一步或半步,如起势的左脚移动。

2. 上步

一脚向前一步迈出,先以脚后跟着地,然后慢慢以全脚掌着地,在这个过程中,重心也随之前移。

3. 跟步

后脚向前收拢半步。

(五)腿法

1. 提腿

一腿膝盖弯曲向前或向上提起,脚尖离地,且提起的高度要比支撑腿踝关节高。

2. 蹬脚

一腿稍屈膝,支撑身体重心;另一腿膝盖弯曲向上提,脚尖向上翘,以脚跟为力点蹬出,自然伸直,高度在腰以上。

二、24式太极拳健身指导

(一)第一组

1. 起势

左腿向左一步移动,两臂上抬向前平举,双膝稍屈按掌(图6-21)。

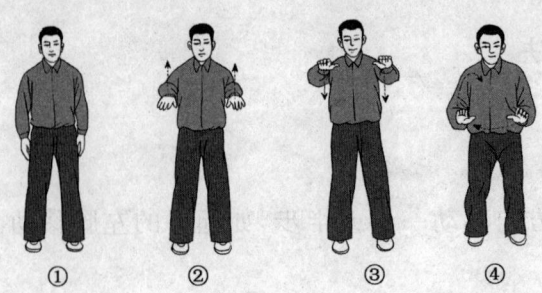

图 6-21

2. 左右野马分鬃

抱手收脚,转体迈步,弓步分手;转体撤脚,抱手收脚,转体迈步,弓步分手(图 6-22)。

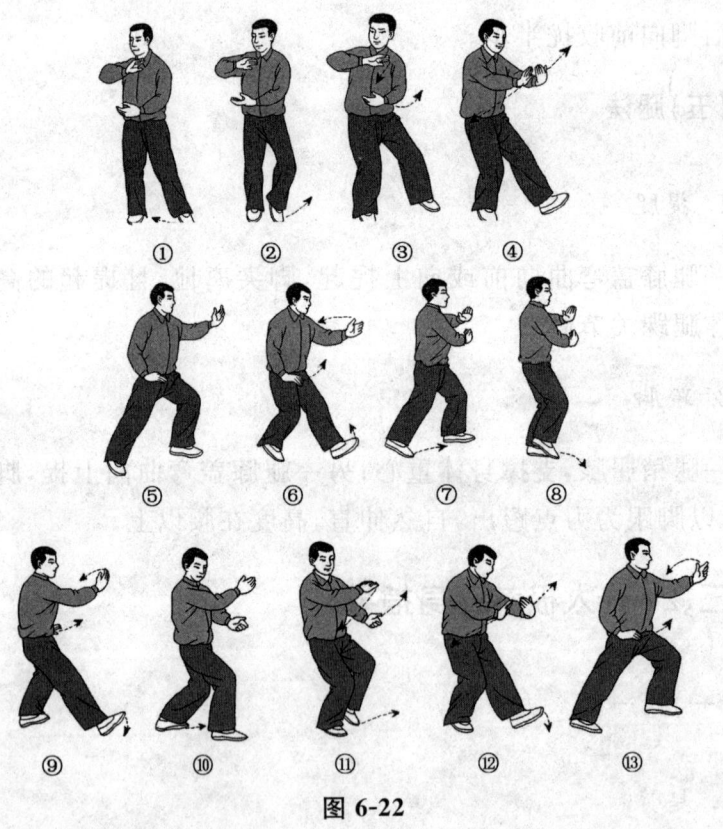

图 6-22

3. 白鹤亮翅

跟步抱手,臀部后坐同时转上体,虚步分手(图 6-23)。

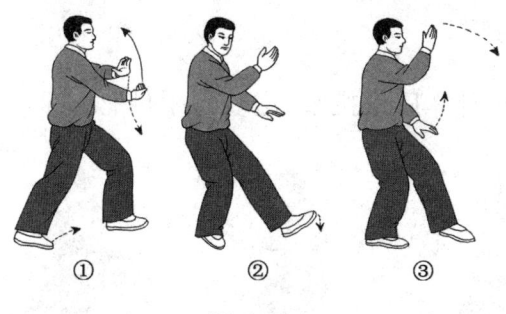

图 6-23

(二)第二组

1. 左右搂膝拗步

腰部与胯部放松,肩下沉,肘下垂,弓步推掌(图 6-24)。

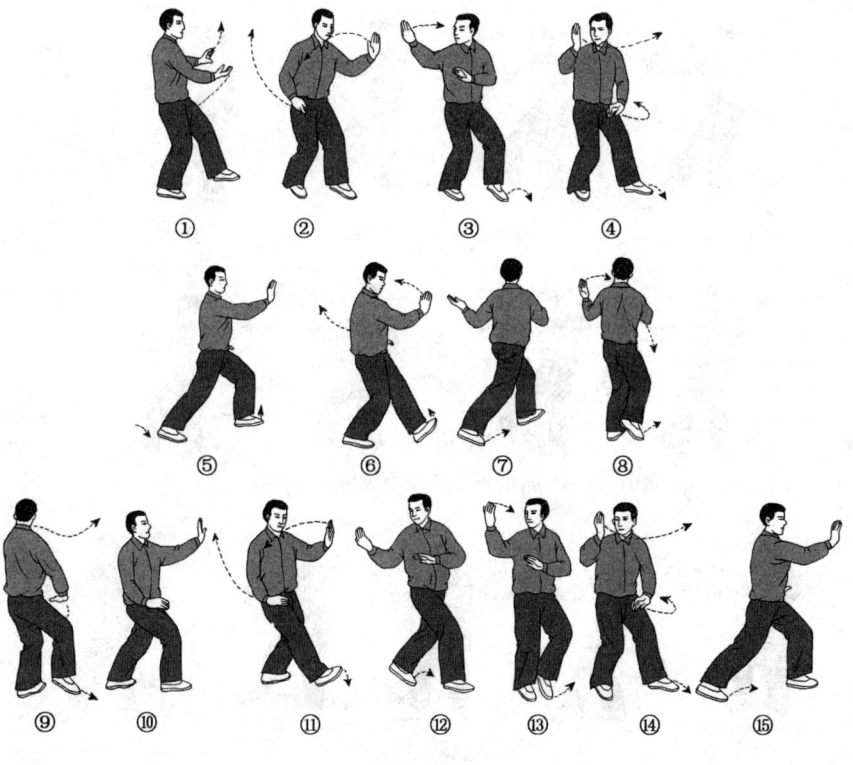

图 6-24

2. 手挥琵琶

跟步展臂，身体后坐挑掌，虚步送手(图 6-25)。

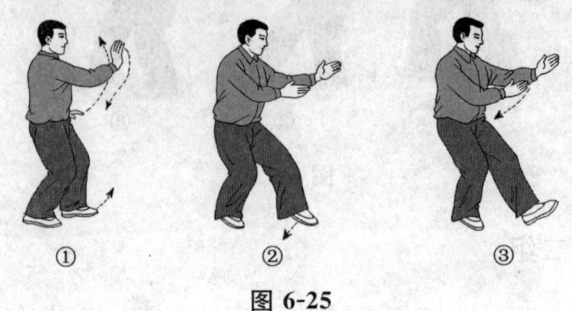

图 6-25

3. 左右倒卷肱

转体撤手，提膝屈肘，退步错手，虚步推掌(图 6-26)。

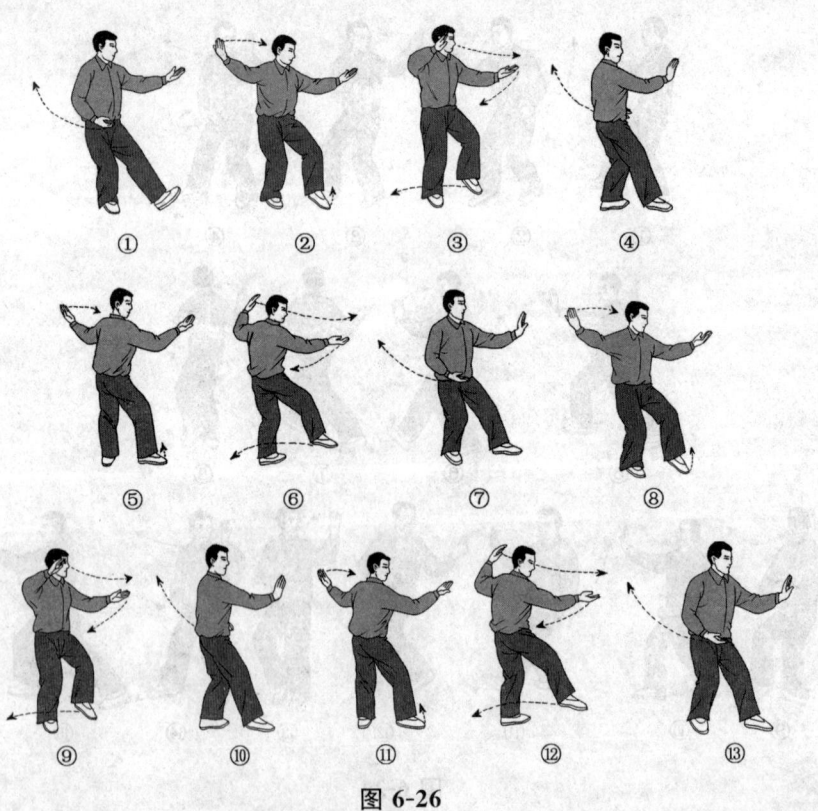

图 6-26

(三)第三组

1. 左揽雀尾

转体撤手,抱手收脚,迈步分手,弓步掤臂,转体摆臂,转体后捋,转体搭手,弓步前挤,后坐收掌,弓步前按(图6-27)。

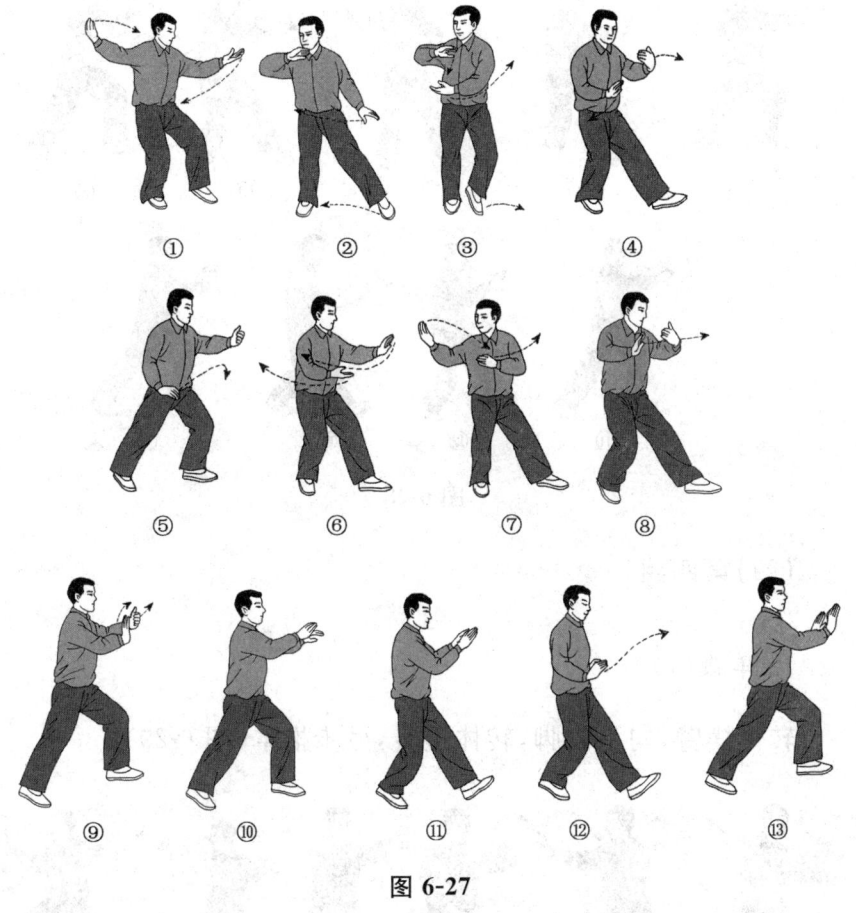

图 6-27

2. 右揽雀尾

转体撤手,抱手收脚,迈步分手,弓步掤臂,转体摆臂,转体后捋,转体搭手,弓步前挤,后坐收掌,弓步前按(图6-28)。

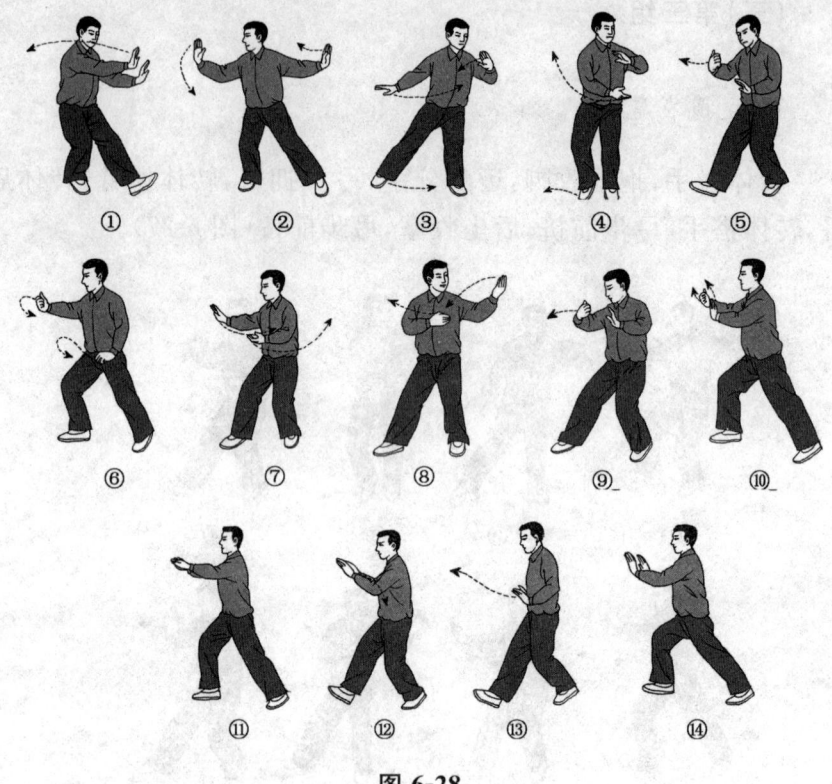

图 6-28

(四)第四组

1. 单鞭(1)

转体摆臂,勾手收脚,转体迈步,弓步推掌(图 6-29)。

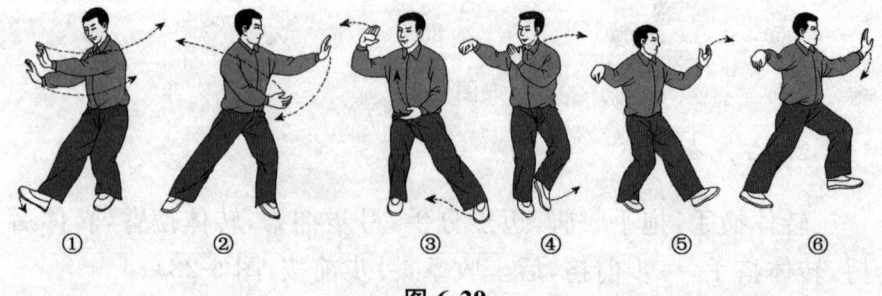

图 6-29

2. 云手

转体扣脚,转体松勾,收步云手,开步云手(图6-30)。

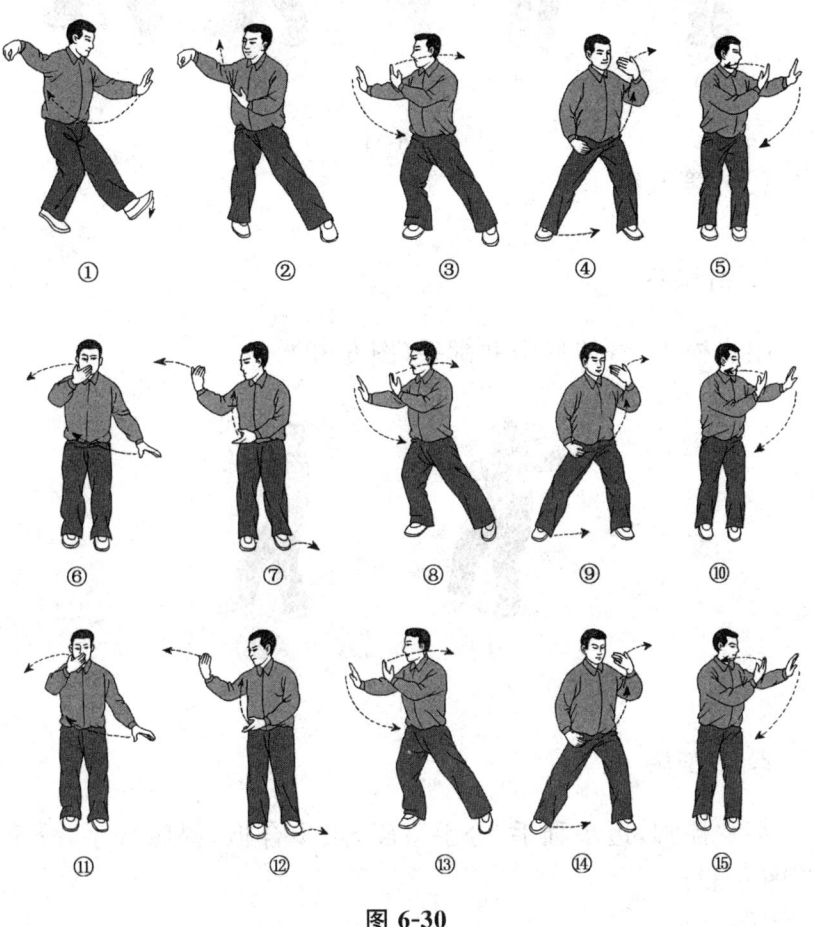

图 6-30

3. 单鞭(2)

转体勾手,转体迈步,弓步推掌(图6-31)。

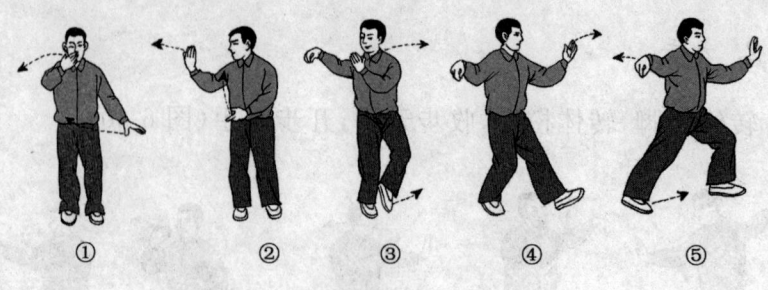

图 6-31

(五)第五组

1. 高探马

跟步松手,身体后坐并翻手(图 6-32)。

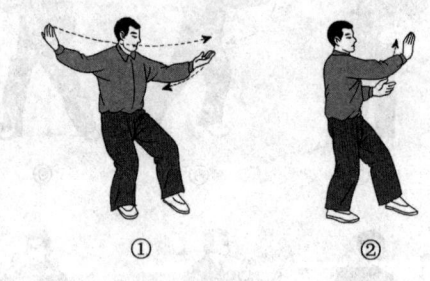

图 6-32

2. 右蹬脚

穿掌提脚,迈步翻手,分手弓腿,跟步合抱,提膝分手,分手蹬脚(图 6-33)。

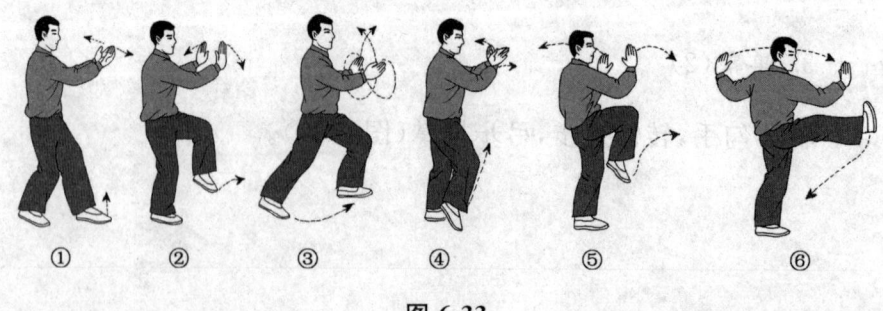

图 6-33

3. 双峰贯耳

屈膝落手,迈步分手,弓步贯拳(图 6-34)。

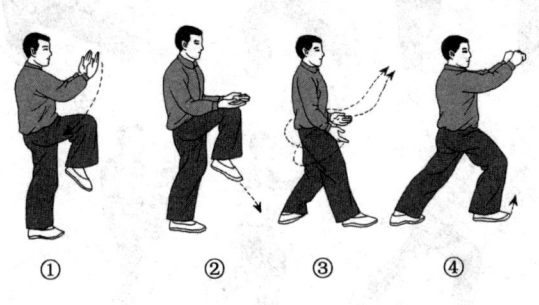

图 6-34

4. 转身左蹬脚

转体分手,收脚合抱,提膝分手,分手蹬脚(图 6-35)。

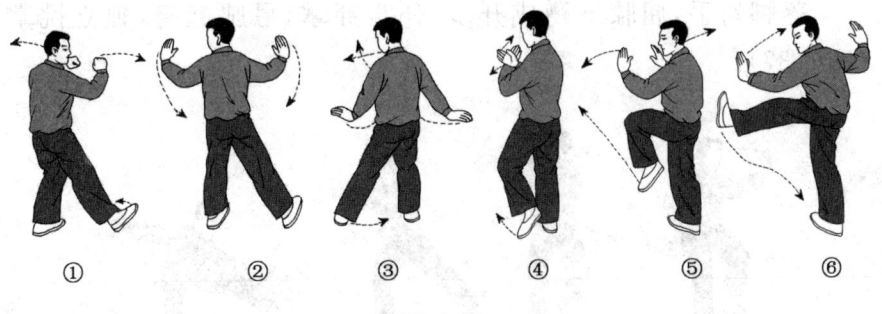

图 6-35

(六)第六组

1. 左下势独立

收脚勾手,屈膝下蹲成开步,仆步穿掌,弓腿起身,独立挑掌(图 6-36)。

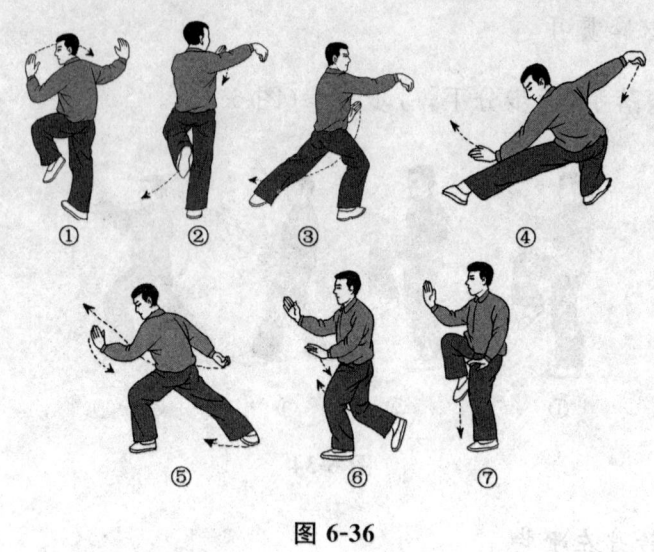

图 6-36

2. 右下势独立

落脚勾手,屈膝下蹲成开步,仆步穿掌,弓腿起身,独立挑掌(图 6-37)。

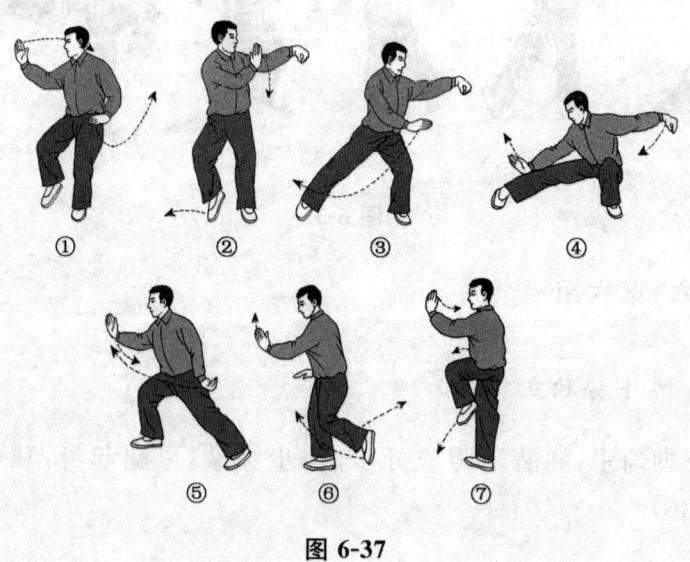

图 6-37

(七)第七组

1. 左右穿梭

落脚转体,抱手收脚,迈步错手,弓步推架;转体撇脚,抱手收脚,迈步错手,弓步推架(图6-38)。

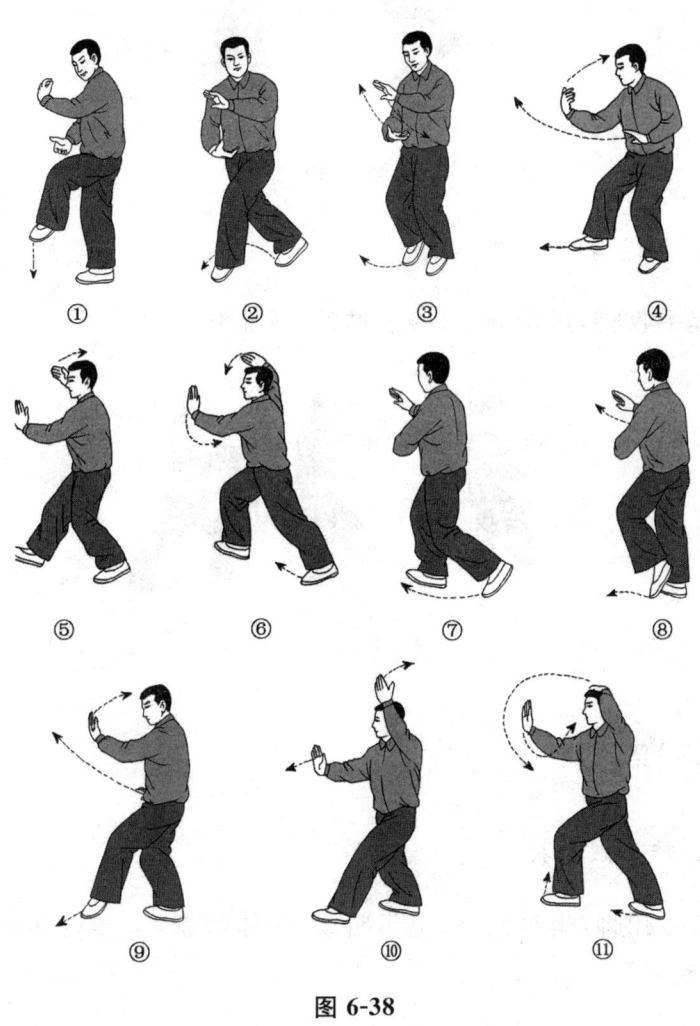

图 6-38

2. 海底针

跟步松手,身体后坐并提手,虚步插掌(图6-39)。

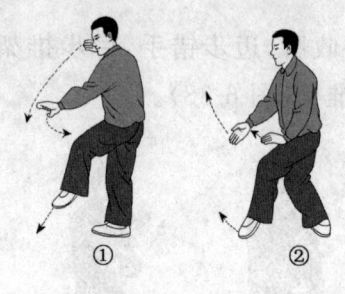

图 6-39

3. 闪通臂

提手收脚,迈步分手,弓步推掌(图6-40)。

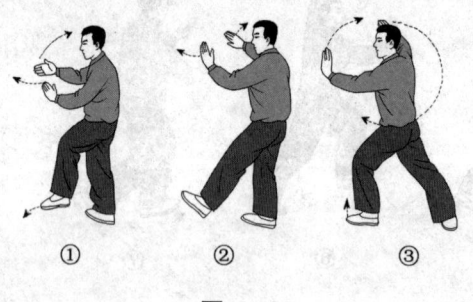

图 6-40

(八)第八组

1. 转身搬拦捶

转体扣脚,坐身握拳,垫步搬拳,转体收拳,上步拦掌,弓步打拳(图6-41)。

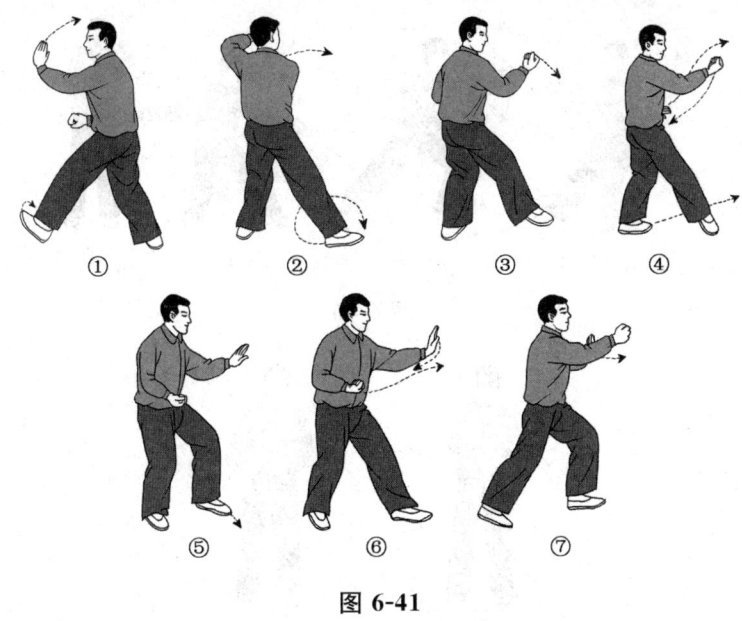

图 6-41

2. 如封似闭

穿掌翻手,身体后坐并收掌,弓步按掌(图 6-42)。

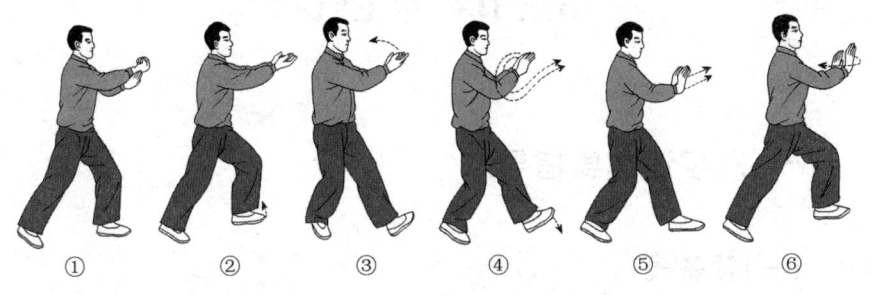

图 6-42

3. 十字手

转身扣脚,弓腿分手,转体落手,收脚合抱(图 6-43)。

4. 收势

翻掌分手,分手下落,双脚并立还原起始姿势(图 6-44)。

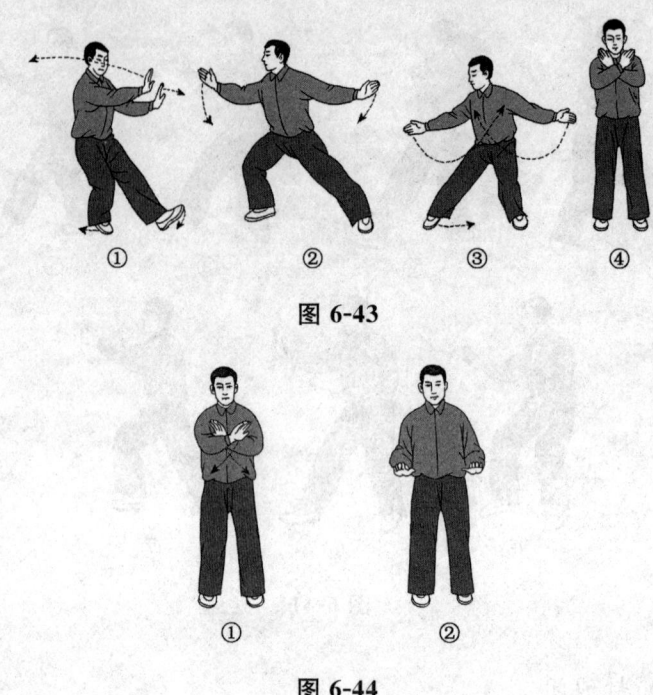

图 6-43

图 6-44

第三节　养生气功

一、六字诀健身指导

(一)预备式

1. 动作方法

两脚平行站立,约与肩同宽,两膝微屈;头正、下颏微收,竖脊含胸;两臂自然下垂,周身中正;唇齿合拢,舌尖放平,轻贴上腭;目视前下方。

2. 动作重点

鼻吸鼻呼,自然呼吸。面带微笑,思想安静,全身放松。

(二)起势

1. 动作方法

(1)接上式。屈肘,两掌十指相对,掌心向上,缓缓上托至胸前,约于两乳同高;目视前方。

(2)两掌内翻,掌心向下,缓缓下按,至肚脐前;目视前下方。

(3)微屈膝下蹲,身体后坐;同时,两掌内旋外翻,缓缓向前拨出,至两臂成圆。

(4)两掌外旋内翻,掌心向内。起身,两掌缓缓收拢至肚脐前,虎口交叉相握轻覆肚脐;静养片刻,自然呼吸;目视前下方。

2. 动作重点

鼻吸鼻呼,两掌上托时吸气,下按、向前拨出时呼气,收拢时吸气。

(三)嘘(xū)字诀

1. 动作方法

(1)接上式。两手松开,掌心向上,小指轻贴腰际,向后收到腰间;目视前下方。两脚不动,身体左转90°;同时,右掌由腰间缓缓向左侧穿出,约与肩同高,并配合口吐"嘘"字音;两目渐渐圆睁,看向右掌伸出方向。

(2)右掌沿原路收回腰间;同时身体转回正前方;目视前下方。

(3)身体右转90°;同时,左掌由腰间缓缓向右侧穿出,约与肩高,并口吐"嘘"字音;两目渐渐圆睁,目视左掌伸出方向。

（4）左掌沿原路收回腰间，同时，身体转回正前方；目视前下方。

如此左右穿掌各3遍。本式共吐"嘘"字音6次。

2. 动作重点

"嘘"字音 xū，属牙音。发音吐气时，嘴角后引，槽牙上下平对，中留缝隙，槽牙与舌边亦有空隙。发声吐气时，气从槽牙间、舌两边的空隙中呼出体外。穿掌时口吐"嘘"字音，收掌时鼻吸气，动作与呼吸应协调一致。

（四）呵(hē)字诀

1. 动作方法

（1）接上式。吸气，同时两掌小指轻贴腰际微上提，指间朝向斜下方；目视前下方。屈膝下蹲，同时两掌缓缓向前下约45°方向插出，两臂微屈；目视两掌。

（2）微微屈肘收臂，两掌小指一侧相靠，掌心向上，成"捧掌"，约与肚脐相平；目视两掌心。

（3）两膝缓缓伸直；同时屈肘，两掌捧至胸前，掌心向内，两中指约与下颏同高；目视前下方。

（4）两肘外展，约与肩同高；同时，两掌内翻，掌指朝下，掌背相靠。然后，两掌缓缓下插；目视前下方。从插掌开始，口吐"呵"字音。

（5）两掌下插至肚脐前时，微屈膝下蹲；同时，两掌内旋外翻，掌心向外，缓缓向前拨出，至两臂成圆；目视前下方。

（6）两掌外旋内翻，掌心向上，伸至腹前，呈捧掌式；目视两掌心。

（7）两膝缓缓伸直；同时屈肘，两掌捧至胸前，掌心向内，两中指约与下颏同高；目视前下方。

（8）两肘外展，约与肩高；同时，两掌内翻，掌指朝下，掌背相靠;然后两掌缓缓下插,目视前下方。从插掌开始,口吐"呵"字音。

重复(5)～(8)动作四遍。本式共吐"呵"字音 6 次。

2. 动作重点

"呵"字音 hē,为舌音,发声吐气时,舌体上拱。舌边轻贴上槽牙,气从舌与上腭之间缓缓呼出体外。两掌捧起时鼻吸气;插掌、外拨时呼气,口吐"呵"字音。

(五)呼(hū)字诀

1. 动作方法

(1)当上式最后一动两掌向前拨出后,外旋内翻,转掌心向内对肚脐,指尖斜相对,五指自然张开。

(2)两掌心间距与掌心至肚脐距离相等;目视前下方。

(3)两膝缓缓伸直伴随着两掌向肚脐方向合拢,至肚脐前约 10 厘米。微屈膝下蹲;同时,两掌向外展开至两掌心间距与掌心至肚脐距离相等,两臂成圆形,并口吐"呼"字音;目视前下方。

(4)两膝缓缓伸直伴随两掌伸合拢于肚脐。

重复(3)～(4)动作 5 遍。本式共吐"呼"字音 6 次。

2. 动作重点

"呼"音 hū,为喉音,发声吐气时,舌两侧上卷,口唇撮圆,气从喉出后,在口腔中形成一股中间气流,经撮圆的口唇呼出体外。两掌向肚脐方向收拢时吸气,两掌向外展开时口吐"呼"字音。

(六)呬(sī)字诀

1. 动作方法

(1)接上式。两掌自然下落,掌心向上,十指相对;目视前下方。

（2）两膝缓缓伸直；同时，两掌缓缓向上托至胸前，约与两乳同高；目视前下方。

（3）两肘下落，夹肋，两手顺势立掌于肩前，掌心相对，指尖向上。两肩胛骨向脊柱靠拢，展肩扩胸，藏头缩项；目视前斜上方。

（4）微屈膝下蹲；同时，松肩伸项，两掌缓缓向前平推逐渐转成掌心向前亮掌，同时口吐"呬"字音；目视前方。

（5）两掌外旋腕，转至掌心向内，指间相对，约与肩宽。

（6）两膝缓缓伸直；同时屈肘，两掌缓缓收拢至胸前约10厘米，指间相对；目视前下方。

（7）两肘下落，夹肋，两手顺势立掌于肩前，掌心相对，指间向上。两肩胛骨向脊柱靠拢，展肩扩胸，藏头缩颈；目视斜前上方。

（8）微屈膝下蹲；同时，松肩伸项，两掌缓缓向前平推逐渐转成掌心向前，并口吐"呬"字音；目视前方。

重复（5）～（8）动作4遍。本式共吐"呬"字音6次。

2. 动作重点

"呬"字音 sī，为齿音。发声吐气时，上下门牙对齐，留有狭缝，舌尖轻抵下齿，气从齿间呼出体外。推掌时，呼气，口吐"呬"字音；两掌向外旋转腕部，指尖相对，缓缓收拢时用鼻吸气。

（七）吹（chuī）字诀

1. 动作方法

（1）接上式。两掌前推，随后松腕伸掌，指尖向前，掌心向下。

（2）两臂向左右分开成侧平举，掌心斜向后，指尖向外。

（3）两臂内旋，两掌向后划弧至腰部，掌心轻贴腰眼，指尖斜向下；目视前下方。

（4）微屈膝下蹲；同时，两掌向下沿腰骶、两大腿外侧下滑，后屈肘提臂环抱于腹前，掌心向内，指尖相对，约与脐平；目视前下方。两掌从腰部下滑时,口吐"吹"字音。

(5)两膝缓缓伸直;同时,两掌缓缓收回,轻抚腹部,指尖斜向下,虎口相对;目视前下方。

(6)两掌沿带脉向后摩运。

(7)两掌至后腰部,掌心轻贴腰眼,指尖斜向下;目视前下方。

(8)微屈膝下蹲;同时,两掌向下沿腰骶、两大腿外侧下滑,后屈肘提臂环抱于腹前,掌心向内,指尖相对,约与脐平;目视前下方。

重复(5)~(8)动作4遍。本式共吐"吹"字音6次。

2. 动作重点

"吹"字音 chuī,为唇音。发声吐气时,舌体、嘴角后引,槽牙相对,两唇向两侧拉开收紧,气从喉出后,从舌两边饶舌下,经唇间缓缓呼出体外。两掌从腰部下滑、环抱于腹前时呼气,口吐"吹"字音;两掌向后收回、横摩至腰时以鼻吸气。

(八)嘻(xī)字诀

1. 动作方法

(1)接上式。两掌环抱,自然下落于体前;目视前下方。两掌内旋外翻,掌背相对,指间向下;目视两掌。

(2)两膝缓缓伸直;同时,提肘带手,经体前上提至胸。随后,两手继续上提至面前,分掌、外开、上举,两臂成弧形,掌心斜向上;目视前上方。

(3)屈肘,两手经面部前回收至胸前,约与肩同高,指尖相对,掌心向下;目视前下方。微屈膝下蹲;同时,两掌缓缓下按至肚脐前。

(4)两掌继续向下。向左右外分至左右髋旁约15厘米,掌心向外,指间向下;目视前下方。从上动两掌下按开始配合口吐"嘻"字音。

(5)两掌掌背相对合于小腹前,掌心向外,指间向下;目视两掌。

(6)两膝缓缓伸直;同时,提肘带手,经体前上提至胸。随后,两手继续上提至面前,分掌、外开、上举,两臂成弧形,掌心斜向上;目视前上方。

(7)屈肘,两手颈面部前回收至胸前,约与肩同高,指尖相对,掌心向下;目视前下方。然后微屈膝下蹲;同时两掌缓缓下按至肚脐前,目视前下方。

(8)两掌顺势外开至髋旁约15厘米,掌心向外,指间向下;目视前下方。从上动两掌下按开始配合口吐"嘻"字音。

重复(5)～(8)动作4遍。本式共吐"嘻"字音6次。

2. 动作重点

"嘻"字吐气法:"嘻"字音 xī,为牙音。发声吐气时,舌尖轻抵下齿,嘴角略后引并上翘,槽牙上下轻轻咬合,呼气时使气从槽牙边的空隙中经过呼出体外。提肘、分掌、向外展开、上举时鼻吸气,两掌从胸前下按、松垂、外开时呼气,口吐"嘻"字音。

(九)收势

1. 动作方法

(1)接上式。两手外旋内翻,转掌心向内,缓缓抱于腹前,虎口交叉相握,轻覆肚脐。同时两膝缓缓伸直;目视前下方;静养片刻。

(2)两掌以肚脐为中心揉腹,顺时针6圈,逆时针6圈。

(3)两掌松开,两臂自然垂直于体侧;目视前下方。

2. 动作重点

形松意静,收气静养。

二、太极养生杖健身指导

(一)基本手型

1. 持杖

食指贴在杖上,其余手指自然弯曲,将杖握住。

2. 托杖

手掌舒展,用掌心托住杖。

3. 环握

掌心虚空,拇指放在食指第一指节。

4. 夹持

手掌舒展,用虎口将杖夹住。

(二)基本手法

1. 卷杖

环握杖,手腕内卷。

2. 旋杖

环握杖,一臂外旋直至手心向上成夹持;另一手积极配合。

3. 卷旋

手心向上,用虎口将杖夹住;弯曲内侧手腕部,从小指开始依次将杖握在手里,手腕内旋,变成环握。

4. 滑杖

一手环握杖且固定不动,另一手沿着杖向一侧滑动。

5. 绞杖

一手在杖的一端环握,由外向上、向内、向下划圆,逐渐变成手心朝下。

6. 摩运

两手环握杖,双手之间的距离大约同肩宽距,将杖轻按在体表,缓慢按摩运行杖。

(三)基本步型

1. 弓步

一腿膝盖弯曲成前弓姿势,膝与脚尖上下相对,稍微内扣脚尖;另一腿伸直,脚跟向后蹬转。两脚之间的距离约同肩宽(横向距离)。

2. 高歇步

一腿向另一腿后侧方交叉,两膝弯曲向下蹲,后腿膝关节在前腿承山穴处抵压。

3. 低歇步

一腿向另一腿后侧方交叉,两膝弯曲完全下蹲,臀部落在后脚的脚跟上。

(四)基本功法

1. 卷杖练习

(1)双手在腹前环握杖,两手间距同肩宽。
(2)手腕卷曲、舒伸,重复进行屈伸练习。

2. 旋杖练习

(1)双手在腹前环握杖,两手间距同肩宽。

(2)一臂外旋,掌心朝上,将夹持住,随即内旋,还原;另一手自然配合。

(3)双手交替进行练习。

3. 滑杖练习

(1)双手在腹前环握杖,右手心朝上,左手心朝下,两手间距同肩宽。

(2)左手由左向下转,右手由右向上移,转动杖,直至杖竖立。

(3)两手相向沿着杖滑动,环握,以180°转动杖,然后还原。

(4)反方向练习。

两手可交替进行。

4. 划圆练习

(1)平圆

下面以向左划圆为例进行分析。

首先,两脚平行,两脚间的距离约同肩宽,两膝弯曲成半蹲姿势,两手环握杖。

其次,由右向左转腰,同时两手以虎口将杖夹住,手指舒展开,掌心朝下,持杖从腹前向右前方、向左杖划圆。

再次,直膝站立,手指弯曲环握、卷杖,将杖收到腹前。

最后,重复向同一方向划圆或者左一次、右一次交替划圆等都可以。

(2)立圆

两脚前后站立,腰随两腿屈伸而左右转动,两手将杖环握在体前,从侧下方开始向后、向上、向前再向另一体侧下方不断划立圆。

如果是向左划立圆,先做好准备姿势,两脚前后距离与肩宽相同,双手在腹前环握杖,从身体右侧向上划圆弧经过头顶上方向身体左侧划立圆。

可左、右依次划立圆。

5. 按摩穴位

（1）承山穴

两腿交叉,膝盖弯曲向下蹲,成高歇步姿势,后腿膝盖抵压在前腿的承山穴。两腿交换依次练习。

（2）肩井穴

两手于肩上环握杖,腰向左右两侧转动,同时将杖按压在左肩井穴或右肩井穴。

（3）大椎穴

两手于肩上环握杖,从大椎穴开始沿颈椎将杖向上滚动,直至玉枕穴,再反向滚动到大椎穴,反复进行练习。

第七章 大众体育运动康复干预与全面健身实现

大众体育具有自由性、主动性、非功利性、文化性等特征,对强身健体、防治疾病、增加生活情趣、改善生活方式、提高文化素养、加强人际关系以及促进人的社会化形成等都具有积极的影响。而且,大众体育形式不拘一格,内容丰富多彩,简便易行,强调身心放松、感受乐趣,因此受到了普遍的欢迎与喜爱。为了有效指导人们参与大众体育运动,以促进患者康复,提高健身者的健康水平,本章特对游泳、健美操、球类运动等大众体育项目的健身技术进行研究。

第一节 游泳

一、熟悉水性

(一)水中行走

水中行走是熟悉水性的第一步。目的是体会并适应水的浮力和阻力,初步掌握在水中站定和行走时维持身体平衡的方法,消除怕水心理。水中行走一般在齐腰深的水中进行。水的阻力比大约是空气的 800 倍,所以在水中行走要比在陆上走动困难得多。迈步时,身体略向行进方向倾斜,大腿略为抬起,小腿和脚提起来后向行进方向伸出,下踏站稳后再提另一腿;两臂在体侧轻轻拨水保持平衡。开始行走时步子不宜太大,速度不宜太快,身体重心的移动要与腿的动作协调一致。

(二)呼吸

呼吸训练是熟悉水性阶段的关键内容,使初学者体会并适应头入水的刺激,初步掌握呼吸过程、呼吸方法和呼吸节奏,消除怕水心理。

游泳时的呼吸,要用口在水面上吸气,吸气后脸浸入水中稍闭气,然后用口和鼻在水中缓慢呼气,直至口露出水面。由于脸部大部分时间是浸在水中的,抬头吸气的时间比较短,因而要求在口露出水面时不停顿地迅速把气吐尽,并借此动作将附着在口、鼻周围的水吹走,然后立即快速吸气。呼气要尽,吸气要深,呼与吸之间不能停顿。总的来说,水中的呼吸要按照"快吸、稍闭、慢呼、猛吐"这一特殊的节律进行。

(三)漂浮与站立

漂浮与站立练习主要是体会水的浮力,提高控制身体在水中平衡的能力和学习在水中站立的方法。在做浮体练习前,应先学习漂浮后的站立方法,以保证练习的安全。要使身体漂浮起来,首先是要吸足气,并保持屏息;其次是要放松。

1. 抱膝浮体

在浅池,先站在水中,深吸气后闭气,低头收腹团身,双臂抱膝盖,随浮力背部自然漂浮于水面上。

准备站立时,两臂前伸。向下压水并抬头,同时两腿伸直,以脚触水底站立,两臂在体侧自然放松。

2. 手扶池壁漂浮

手扶池壁,手、腿伸展放松,身体在水中呈水平的状态。肩要放松,用口深吸气,然后闭气低头,将双腿伸直抬至水面。

3. 展体漂浮

气吸足,蹬地,肩放松,臂、腿伸直,俯卧漂浮于水中收腹,两臂向下压水并抬头,两腿屈膝前收,两脚水底站立。

(四)滑行

滑行是熟悉水性阶段的重点内容,重点是培养漂浮状态下维持身体平衡的能力,体会游泳的基本身体姿势,为以后学习各泳式技术打下基础。

1. 蹬池底滑行

在浅池,直立水中,手臂上举伸直,两臂夹耳,目视前方。深吸气后,屈膝,弯腰,低头,准备蹬池底。蹬池底,手、腿伸直并拢滑行。站立方法同展体漂浮。

2. 蹬池壁滑行

一手前伸,另一手拉池边,目视前方,大、小腿尽量收紧,脚掌贴池壁,臀部靠近池边两臂体侧后伸扶池壁,其余同上。低头、双臂前伸,背部和臀部露出水面后,双脚蹬住池壁。双脚用力蹬离池壁,身体呈流线型状滑行。

通过上述熟悉水性的练习,能够为学习各种游泳姿势奠定基础。在不同泳姿的锻炼中,还应经常复习呼吸练习、滑行练习,直至熟练为止。

二、不同泳姿健身指导

常见泳姿有蛙泳、仰泳、自由泳、蝶泳等,下面主要就其中的蛙泳和自由泳这两种泳姿的锻炼方法进行研究。

(一)蛙泳

蛙泳是一种古老的泳式,因模仿青蛙的游泳姿势而得名。采用这种姿势游泳,容易观察目标,动作省力,呼吸方便,能持久,适用于长时间、远距离游泳。因此,实用价值很大,长期以来被广泛应用于渔猎、水上搬运、泅渡、救护等方面。

蛙泳基本技术如下。

1. 身体姿势

蛙泳的身体姿势是不断变化的,主要随着臂、腿及呼吸动作的周期性变化而变化。在一个动作周期中两臂前伸、两腿向后蹬直并拢时,身体是几乎水平地俯卧于水中,头部夹在两臂之间,两眼注视前下方,腹部与大、小腿位于同一水平面上,臀部接近水面,身体纵轴与水平面约成 5°~10°。这种身体姿势,可以减小游进时的水阻力。要做到这一点,要求胸部自然伸展,稍收腹,微塌腰,两腿并拢,脚尖伸直,两臂并拢尽量前伸,全身拉伸成一直线。

在游进过程中,身体会按一定的节奏上下起伏。在划水和抬头吸气时,上体会向前上方抬起,肩和背部的一部分上升露出水面,此时躯干与水面的角度较大。当两臂前伸、两腿向后蹬夹时,随着低头的动作,肩部又浸入水中,身体恢复比较平直的流线型姿势向前滑行。

对于初学蛙泳者,不宜过分追求在划水和吸气时拉高身体的动作。因为抬头过高或过分挺胸,会造成下肢下沉,迎角增大,使身体在前进方向上的投影截面增大,从而增大游进时的阻力。

2. 腿部技术

蛙泳的腿部动作是保持身体平衡、推动身体前进的一个重要因素。尽管现代蛙泳技术强调以臂为主,但腿部动作的作用不容被忽视。对于初学者来说更是要强调掌握好腿部技术。蛙泳腿部技术可以分为以下四个动作环节。

(1)收腿

收腿是翻脚、蹬夹的准备动作,是从身体伸直成流线型向前滑行的姿势开始的。收腿时,腿部肌肉略为放松,大腿自然下沉,两膝开始弯曲并逐渐分开,小腿和脚跟在大腿后面向前运动。收腿时,踝关节放松,脚底基本朝上,脚跟向上、向前移动,向臀部靠拢,两腿边收边分开。两小腿和两脚在前收的过程中要落在大腿的投影截面内,以避开迎面水流,减小收腿的阻力。收腿动作应柔和,不宜太用力。在收腿的过程中臀部略下降。收腿结束时,两膝内侧的距离约同肩宽;大腿与躯干约成 $130°\sim140°$,大、小腿折叠紧,小腿几乎与水面垂直,为翻脚和蹬夹做好准备。

(2)翻脚

翻脚的目的是使腿在蹬夹时有一个良好的对水面。在蛙泳技术中,翻脚动作很重要,翻脚的好坏对蹬夹的效果有直接影响。

当收腿使脚跟接近臀部时,大腿内旋,两膝稍内扣,小腿向外张开,两脚背屈使脚掌勾紧向外翻开,脚尖转向两侧,使小腿和脚的内侧面向后,形成良好的对水面,为蹬夹动作做好准备。翻脚实际上是收腿的结束动作和蹬夹的开始动作。在收腿接近完成时就开始翻脚,翻脚快完成时就开始蹬夹,在蹬夹的开始阶段继续完成翻脚。收、翻、蹬夹三个动作紧紧相连,一环扣一环,形成一个连贯圆滑的鞭状动作。

(3)蹬夹

蹬夹动作是身体前进的重要动力来源。蹬夹时腿的运动方向、脚掌对水面积的大小及运动速度直接决定了蹬夹动作的推进效果。

蹬夹动作在翻脚即将完成时就已开始。由于翻脚动作的惯性,脚在后蹬的开始阶段是继续向外运动,完成充分的翻脚。随后,由腰腹和大腿同时发力,依次伸展下肢各关节,两脚转为向后向内运动并稍下压,直至两腿蹬直并拢,完成弧形的鞭状蹬夹。蹬夹动作是"蹬"与"夹"的结合,两腿是边后蹬边内夹,当两腿蹬直时两膝也已并拢了。既不是完全向后蹬,也不是向外蹬直了再内夹并腿。

蹬夹时,下肢各关节的伸展顺序是保持最大对水面积的决定因素。正确的顺序是:先伸髋关节,后伸膝关节,最后伸踝关节,直至两腿伸直并拢。蹬夹开始时,主要是大腿向后运动,膝关节不宜过早伸展,以使小腿尽量保持垂直对水的有利姿势,避免出现小腿向下打水的错误。在蹬夹过程中,脚应保持勾脚外翻姿势;在蹬夹将近结束时,脚掌才内旋伸直,完成最后的鞭水动作。如果先伸踝关节,则会破坏翻脚所形成的良好对水面,形成用脚尖蹬水的错误。

在蹬夹过程中,脚相对于静止的水的运动轨迹是一条复杂的三维曲线,既有向后的运动,又有向外、向内、向下的运动,水对腿部动作的反作用力,由蹬腿升力和蹬腿阻力构成。在蹬夹过程中,蹬腿升力起着重要的推进作用。但由于小腿和脚的内侧面是向后对水,且相对于自身来说腿部向后运动的幅度较大,因此蹬腿阻力对推进力的贡献更大些。这就要求大腿内收肌群在蹬夹过程中积极工作,限制腿脚过分外张,保证蹬夹方向主要向后。

升力和阻力都与速度的平方成正比,蹬夹速度越快,推进力就越大。因此,蹬夹时要将腿部肌肉的力量充分发挥出来,逐渐加速。蹬夹开始时,动作应比较柔和,而最后伸直小腿和脚掌的动作则要快速有力。

(4)滑行

蹬夹结束后,腿处于较低的位置,脚距离水面为30~40厘米。此时两腿伸直并拢,腰、腹、臀及腿部的肌肉保持适度紧张,使身体成流线型向前滑行,准备开始下一个腿部动作周期。滑行中,要注意保持两腿较高的位置,减少滑行时的阻力。

3. 臂部技术

蛙泳的手臂动作是推动身体前进的重要因素。游蛙泳时,整个手臂动作都是在水下完成的。对于游泳者自身来说,手的划水路线近似于两个相对的"桃心形"。即两手从"桃心"的尖顶开始,不停顿地划动一周回到尖顶。为便于分析,把蛙泳的一个划水动作分为下列四个动作阶段。

(1)外划

外划是从两臂前伸并拢、掌心向下的滑行姿势开始的。外划时两臂内旋,两手掌心转向外斜下方,略屈腕,两臂向外横向划动至两手间距离约为两倍肩宽处。外划的动作速度较慢。

(2)下划

手臂在继续外划的同时,前臂稍外旋,肘关节开始弯曲,转腕使掌心转为朝后下方,以肘关节为轴,手和前臂加速向下、向后划动。在下划的过程中,手和前臂的运动速度快,幅度大,而上臂的移动不多,前臂与上臂之间的夹角迅速缩小。下划结束时,肘关节明显高于手和前臂,手和前臂几乎与游进方向垂直,肘关节约屈成130°。

(3)内划

内划是手臂划水产生推进力的主要阶段。随着下划的结束,掌心迅速转向内后方,手臂加速由外向内并稍向后横向划动,屈肘程度进一步加大,肘关节也同时向下、向后、向内收夹至胸部侧下方。两手划至胸前时几乎靠在一起。

(4)前伸

当内划接近完成时,两手在继续向内、向上划动的过程中逐渐转为向上、向前弧形运动至颌下。此时两手靠拢,两掌心逐渐转向下,手指朝前。接着,肘关节不停顿地沿平滑的弧线前移,推动两手贴近水面向前伸出。与此同时迅速低头,将头夹于两臂之间。伸臂动作完成时,两臂伸直并拢,充分伸肩,两手掌心向下,成良好的流线型向前滑行。

游蛙泳时,手相对于静止的水的运动轨迹实际上是一条复杂的三维曲线。手在划水时并没有大幅度的向后的运动,而主要表现为明显的横向和上下方向的运动,就好像是手握着一个固定的把手将身体拉引向前。

划水阻力朝内,两臂上的划水阻力互相抵消。但由于屈腕动作,手掌平面与划动方向约成40°的迎角,所产生的划水升力起着推动身体前进的作用。手臂向下、向后的划动不仅为强有力的内划做好了准备,还可以产生升、阻力并重的推进力推动身体前进。内划阶段手臂的对水面大,手掌平面与手的划动方向成 30°~40°的迎角,水的反作用力以划水升力为主。此时胸背部和肩带的肌群亦处于收缩发力的最有利部位,两臂的向内划动可以有很大的加速度。所以内划阶段是蛙泳手臂划水产生推进力推动身体前进的主要阶段。

蛙泳臂划水动作的各个阶段是紧密地连接在一起的,整个动作要连贯圆滑,由慢到快,加速进行。初学者尤其应注意在内划结束转前伸时,手臂不能停顿。

4. 完整配合技术

蛙泳是臂、腿交替做动作推动身体前进的,其配合技术比较复杂,是学习蛙泳的一个难点。配合不协调,会直接影响臂、腿的动作效果和游进速度的均匀性。正常蛙泳一般是采用 1∶1∶1 的配合技术,即在一个完整动作周期中,蹬夹一次,划臂一次,呼吸一次。配合游时应在充分发挥臂、腿力量的基础上,努力做到协调、连贯、有节奏,尽量保持匀速前进。

(1)臂与腿的配合

蛙泳臂和腿的配合是一种交替进行稍有重叠的技术。两臂外划和下划时,两腿保持稍紧张的伸直姿势;两臂内划时,两腿放松,两膝下沉,开始收腿;两臂开始前伸时,迅速完成收腿并做好翻脚动作;两臂接近伸直时,开始向后快速蹬夹;蹬夹结束后,全身伸直成良好的流线型向前滑行。

对于初学者来说,对蹬夹后的滑行要特别注意。只有在带滑行的从容游进中,才能掌握配合技术的要领,形成正确的动作节奏。初学者可以经常做长滑行计动作次数的游进练习来检验自己臂、腿动作的效果。

(2)呼吸与臂的配合

蛙泳的呼吸是和手臂的划水动作紧紧结合在一起的,主要有以下两种类型。

①早吸气配合技术

两臂开始外划时,颈后肌收缩,开始向上抬头,下颌前伸,使口露出水面将气吐尽;在两臂下划和内划的过程中吸气;两臂前伸时低头闭气;滑行时在水中呼气。这种呼吸方式利用了划水开始阶段手臂向外、向下划动所产生的向上的反作用力,使头部比较容易抬出水面,整个呼和吸气的时间较长,动作比较从容。

②晚吸气配合技术

晚吸气配合技术没有明显的抬头和前伸下颌的动作。在两臂外划和下划时,身体仍保持较平直的流线型姿势;在两臂内划的过程中,随着头、肩的上升,口露出水面将气吐尽;内划结束头、肩向前上方升至最高位置时快速吸气;两臂前伸时迅速低头闭气;滑行时向水中呼气。这种呼吸方式有利于减小水的阻力,同时有利于更好地发挥手臂划水的力量,动作紧凑连贯,前进速度均匀。运动水平较高者一般都采用晚吸气配合技术。

(二)自由泳

自由泳又称"爬泳"。自由泳的速度非常快,由于它的爬行动作非常像爬行,所以称之为爬泳。竞技游泳规则中的自由泳比赛允许运动员自由选择泳式。因为爬泳的游进速度最快,所以在自由泳比赛中被运动员广泛采用,所以今天两者可以互为代名词。自由泳姿势结构合理,阻力小,速度均匀、快速,是最省力的一种游泳姿势。自由泳基本技术如下。

1. 身体姿势

爬泳时,身体尽量保持俯卧的水平姿势。为了取得更好的动作效果,头部应自然稍抬,两眼注视前下方,头的 1/3 露出水面,水平面接近发际,双腿处于最低点,身体纵轴与水平面成 3°～5° 的仰角。

游爬泳时,身体可以围绕身体纵轴有节奏地转动,转动角度范围是 35°～45°。如果速度加快,角度就会相对减小。这种转动是由于划臂、转头和吸气而形成的自然转动,并不是有意识地做转动。转动的意义表现为以下几方面。

(1)便于手臂的出水和空中移臂并缩短移臂的转动半径。

(2)有助于手臂在水中抱水和划水,使手臂划水的最有力部分更接近于身体中心的垂直投影面。

(3)由于臀部随身体轻度的转动,腿打水时,产生部分侧向打水动作,可以抵消移臂时造成的身体侧向偏离的影响,维持身体平衡。

(4)便于呼吸。在游进过程中,随着转头呼吸和臂的动作,形成身体绕纵轴转动,在转动时,仍保持身体的伸直姿势,避免左右摇摆。两腿打水应随着身体转动而做相应的方向变化。

2. 腿部技术

在爬泳技术中,大腿动作除了产生推动力外,主要起着维持身体平衡的作用,它能使下肢抬高,以及协调配合双臂有力的划水。

爬泳腿的打水动作,几乎与水平面呈垂直方向进行,从垂直面看,两腿分开的距离为 30~40 厘米,膝关节弯曲的角度约为 160°。

在向前游的过程中,腿向上打水时,脚应接近水平;向下打水时,不应超过身体在水中的最低部位。正确的打水动作是脚稍向内旋,踝关节自然放松,向上和向下的打水动作应该从髋关节开始,大腿用力,通过整个腿部,最后到脚,形成一个"鞭状"打水动作。向下打水的效果最大,因此应用较大的力和较快的速度进行;而向上则要求放松、自然,尽量少用力,并且速度相对要慢。

从腿向上动作开始,当大腿带动小腿,从下直腿向上移至踝关节、膝关节、髋关节与水平面平行时,大腿稍向上而终止移动并开始向下打水。当大腿开始向下打水时,由于惯性的作用,此时小腿和脚继续向上移动,使膝关节弯曲形成一个大约 160° 的角。这使小腿和脚达到了最高点,由于大腿继续向下移动,继而带动小腿和脚完成向下打水动作。

当大腿向下打水到最低点并向上抬起时,小腿和脚与大腿仍保持一个角度并继续向下移动打水,直至完全伸直为止,小腿才随大腿向上移动,开始第二个循环动作。

3. 臂部技术

爬泳的两臂划水是推动身体前进的主要动力。为了便于分析,把臂部动作一个周期分为入水、抱水、划水、出水和空中移臂五个部分,各部分密切相连,没有明显界线。

(1)入水

手臂的入水点一般在肩的延长线或身体纵轴与肩的延长线之间。入水时手指自然伸直并拢,肘部高于手,指尖对着入水的前下方或通过臂的内旋而使手掌向外,拇指向下,切入水中。手切入水后,手和小臂继续向前下方伸展,手由向前—向下—稍向内的运动变为向前—向下—稍向外的运动。

(2)抱水

手臂入水后要到与水平面成40°左右时才能进入有效的划水阶段,因此,在划水之前应有一个抱水阶段,做好划水前的准备。抱水动作是手入水后,积极插向前下方,并逐渐开始屈腕、屈肘抱水,保持高肘为划水做准备。

(3)划水

手臂在前方与水平面呈40°起之后方与水平面呈15°~20°止的运动过程都是划水动作。它分为两个阶段:从抱水结束到划至与水面垂直之前称为"拉水",过垂直面后称为"推水"。拉水时,应保持高肘姿势,手向内—向上—向后运动。当拉水结束时,手在体下接近中线,这时,肘关节弯曲的角度为90°~120°,小臂由外旋转为内旋,掌心由向内后方变为向外后方。向后推水是通过屈臂到伸臂来完成的。在推水过程中,手是向外—向上—向后的运动。肘关节要向上、向体侧靠近,并且手掌始终要与水平面保持垂直。

在整个划水过程中，肩部应配合手臂进行向前—向下—向后的合理转动，这样有利于加长划水路线和加大划水力量。

（4）出水

划水结束后，利用肩带肌肉的力量，由肩带动前臂、肘向外上方提拉出水面。要求臂和手腕的肌肉要放松。

（5）空中移臂

臂出水后，由肩带动上臂、前臂和手做高肘快速移臂。整个移臂过程的前半部分是肘关节领先，前臂相对慢，后半部分前臂向前伸出做入水准备。

4. 完整配合技术

完整配合，即呼吸、手臂和腿的配合。因为手臂是产生推进力的主要来源，因此在配合中，呼吸和腿的动作都应该服从于手臂动作的需要。呼吸、手臂和腿的配合比例主要有3种，分别是1∶2∶2（即一次呼吸，两次手臂动作，两次打腿的动作）、1∶2∶4和1∶2∶6，其区别为打腿次数的不同。一般来说，6次打腿技术能保证身体的稳定性，保持臂、腿协调配合。

（1）两臂配合

爬泳两臂的正确配合是保障前进速度均匀的重要条件，并且还有利于发挥肩带力量积极参与划水。根据划水时两臂所处的位置，可以把手臂的配合技术分为以下3种。

前交叉：一臂入水，另一臂处于肩前方。与水平面约呈30°。

中交叉：一臂入水，另一臂处于肩下部位，与水平面约呈90°。

后交叉：一臂入水，另一臂处于腹下至划水快结束的部位。

三种配合形式各有其特点，第一种滑行长，速度均匀性差，动作频率慢，但对初学者来说易掌握，尤其是呼吸动作容易掌握。第二、三种有利于发挥两臂力量和提高动作频率，加快速度，保持均匀的推进力。

（2）两臂和呼吸的配合

爬泳技术中的呼吸技术较为复杂，呼吸技术的好坏，对划水力量、速度和耐力的发挥有直接影响。

一般是两臂各划一次做一次呼吸。吸气时,头随着肩、身体的纵向转动转向一侧,使头在低于水面的波谷中吸气。此时,同侧臂正处在出水转入移臂的阶段。移臂时,头转向正常位置。同侧臂入水时,开始慢慢呼气并逐渐用力加快呼气的速度。初学者呼吸与臂的配合尚未熟练,常常可以多划几次臂再吸一次气。

第二节 健美操

一、健美操健身基本动作

(一)头颈部动作

1. 屈

头向前、后、左、右四个方向分别做颈部关节弯曲的运动,包括前屈、后屈、左侧屈、右侧屈(图7-1)。注意身体正直,动作应缓慢完成,充分伸展颈部肌肉。

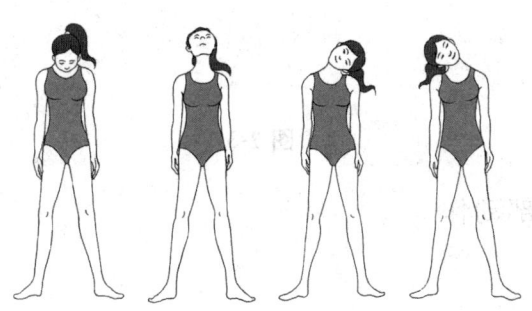

图 7-1

2. 转

头保持正直,头颈部沿身体垂直轴向左、右转动90°,包括左转、右转(图7-2)。注意下颌平稳地左右转动。

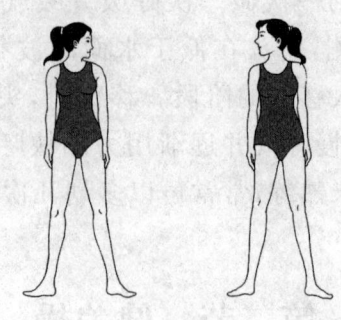

图 7-2

3. 环绕

头保持正直,然后头颈部沿身体垂直轴向左或右转动360°,包括左或右环绕(图7-3),两动作一致,方向相反。注意转动时头部要匀速缓慢,不要过快。动作要到位,向后转时头要后仰。

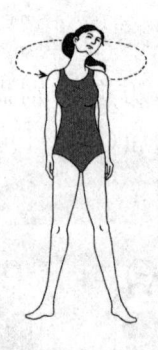

图 7-3

(二)肩部动作

1. 提肩

脚开立,身体保持正直,然后肩部沿身体垂直轴向上提起。动作包括单提肩、双提肩(图7-4)。注意尽可能向上提起,提肩时,身体不能摆动。

第七章 大众体育运动康复干预与全面健身实现

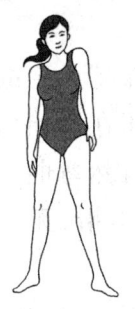
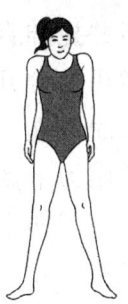

图 7-4

2. 沉肩

脚开立,身体保持正直,然后肩部沿身体垂直轴向下沉落(图 7-5)。动作变化有双肩下沉。注意尽可能向下沉落,沉肩时,身体不能摆动,头尽量往上伸展。

3. 绕肩

脚开立,身体保持正直,肩部沿身体前、后、上、下四个方向绕动。动作变化包括单肩环绕、双肩环绕(图 7-6)。注意绕肩时,身体不要摆动,动作幅度尽量大,要舒展开。

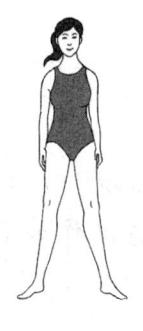
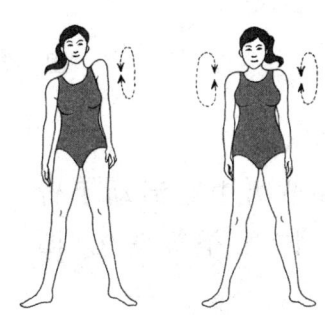

图 7-5　　　　　　　　图 7-6

(三)上肢动作

1. 基本手型

健美操基本手型如图 7-7 所示。

(1)合掌。五指并拢伸直。

(2)分掌。五指用力分开,手腕保持一定的紧张程度。

(3)拳。五指弯曲紧握,大拇指压在食指弯曲部位。

(4)推掌。手掌用力上翘,五指自然弯曲。

(5)西班牙舞手势。五指用力,小指、无名指、中指自掌指关节处依次弯曲,拇指稍内扣。

(6)芭蕾手势。五指微屈、后三指并拢,稍内收,拇指内扣。

(7)一指式。握拳,食指伸直或拇指伸直。

(8)响指。拇指与中指摩擦与食指打响,无名指、小指弯曲至握。

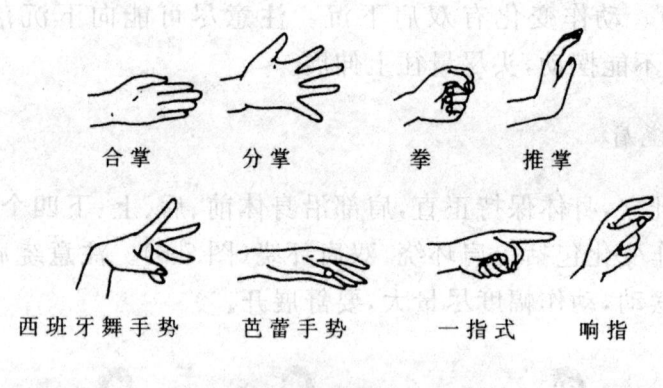

图 7-7

2. 举

以肩关节为中心活动手臂。动作有前举、后举、侧举、侧上举、侧下举、上举等变化(图 7-8)。注意动作要到位,要有力度。

3. 屈

肘关节由弯曲到伸直或由伸直到弯曲的动作。动作有胸前平屈、肩侧屈、肩上侧屈、肩下侧屈、胸前上屈、头后屈等变化(图 7-9)。注意关节要有弹性地屈伸。

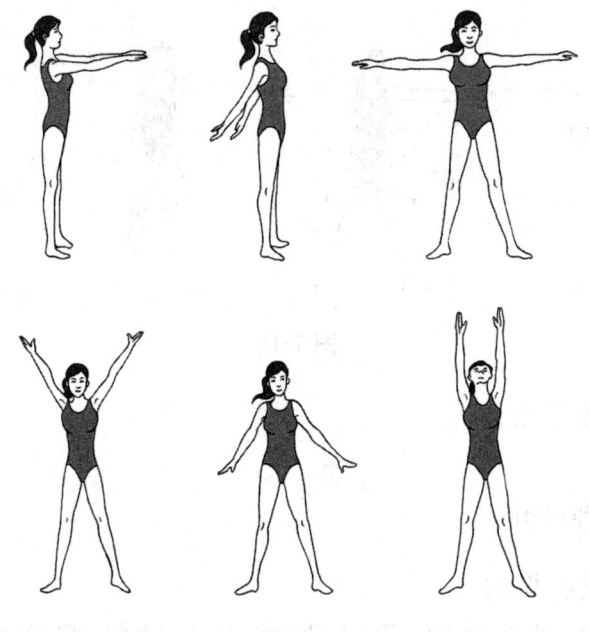

图 7-8

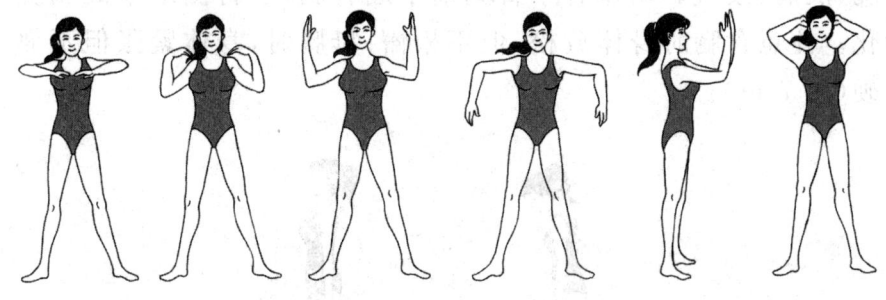

图 7-9

4. 绕、绕环

两臂或单臂以肩为轴做弧线运动。动作包括两臂或单臂向内、外、前、后绕或环绕等变化(图 7-10)。注意路线要清晰,起始动作和结束动作的位置要明确。

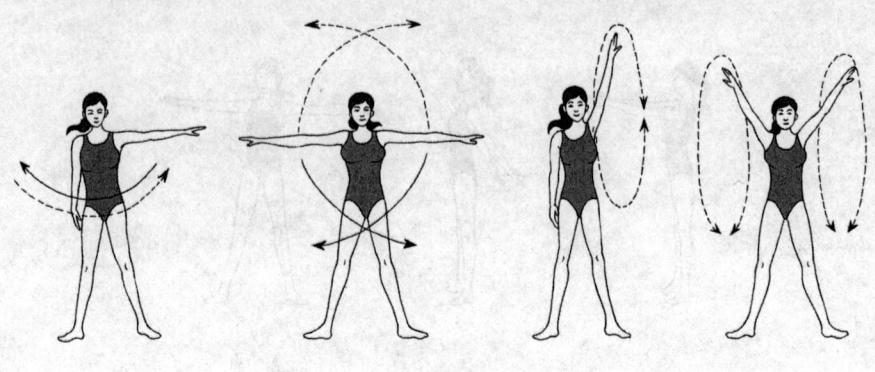

图 7-10

(四)躯干动作

1. 胸部动作

(1)含胸、挺胸

含胸时,低头收腹,收肩,形成背弓,呼气;挺胸时,抬头挺胸,展肩,吸气。动作有手臂胸前平屈含胸,手臂侧平举展胸变化。注意含胸时身体放松,但不松懈;挺胸时,身体紧张但不僵硬(图 7-11)。

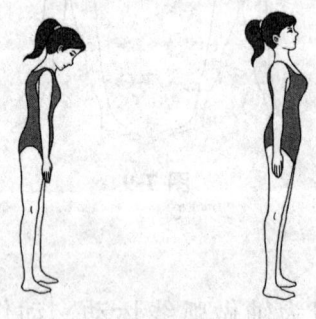

图 7-11

(2)移胸

髋部位置固定,腰腹随胸部左右移动。动作可以有左右移胸变化。注意移胸时,腰腹带动胸部移动;动作要尽量大。

2. 腰部动作

（1）转

腰部带动身体沿垂直轴左右转动。动作变化有迈步移动重心与转腰运动结合。注意身体保持紧张，腰部灵活转动（图 7-12）。

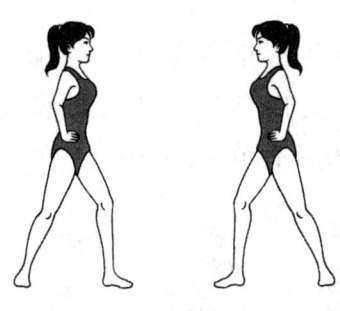

图 7-12

（2）屈

腰部向前或向侧做拉伸运动。动作变化有前屈、后屈、侧屈。注意充分伸展，运动速度不宜过快（图 7-13）。

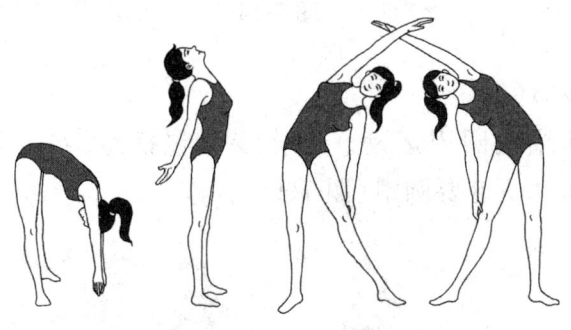

图 7-13

（3）绕和环绕

腰部做弧线运动或圆周运动。动作变化有与手臂动作相结合的腰部绕和环绕。注意路线清晰、动作圆滑。

3. 髋部动作

(1)提髋

髋向上提。动作变化包括左提、右提。注意髋与腿部协调向上。

(2)顶髋

两腿开立,一腿支撑并伸直,另一腿屈膝内扣,上体保持正直,用力顶髋。动作变化有双手叉腰顶髋,左顶、右顶、后顶、前顶。注意动作要用力且有节奏感(图7-14)。

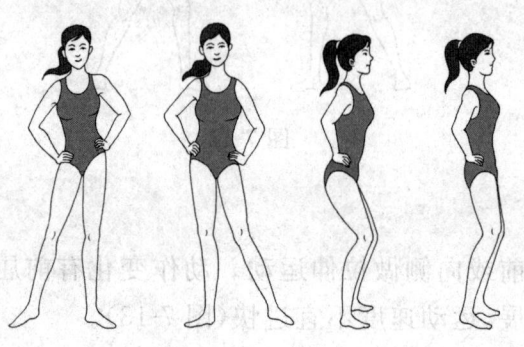

图 7-14

(3)绕和环绕

髋做弧线或圆周运动。动作变化包括左、右方向的绕和环绕。注意运动轨迹要圆滑(图7-15)。

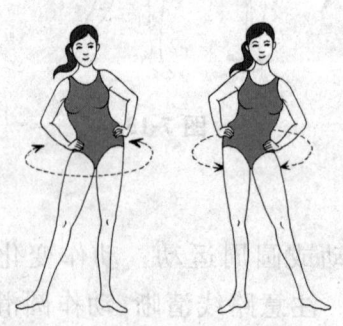

图 7-15

(五)下肢动作

1. 立

(1)直立、开立

身体直立,双腿打开,做开立动作。直立时要抬头挺胸;开立时,双脚间距约与肩相等(图 7-16)。

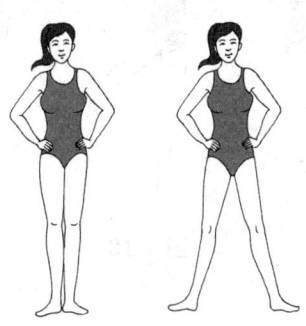

图 7-16

(2)点立

先直立,再伸出一条腿做点立或双腿提起做提踵立。动作变化包括侧点立、前点立、后点立、提踵立等。注意动作要舒展。

2. 弓步

直立后,大步迈出一腿,做屈动作。动作变化包括前弓步、侧弓步、后弓步(图 7-17)。注意步子不能太小,也不能太大。

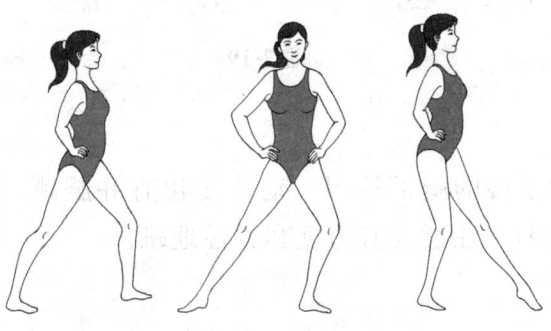

图 7-17

3. 踢

双腿交替踢腿。动作变化有前踢、侧踢、后踢(图 7-18)。注意动作要干净利落。

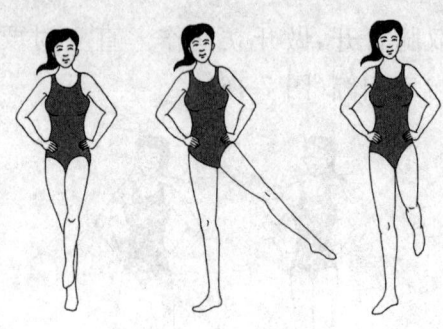

图 7-18

4. 弹

双腿进行弹动动作。动作变化有正弹腿、侧弹腿(图 7-19)。注意双腿要有弹性地弹动。

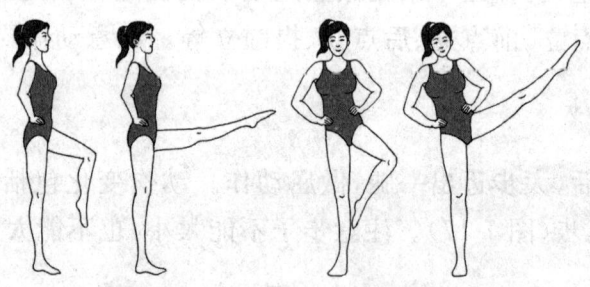

图 7-19

5. 跳

做各种姿势的腿部练习。动作变化有并腿跳、开并腿跳、踢腿跳(图 7-20)。注意要有力度和弹性地跳。

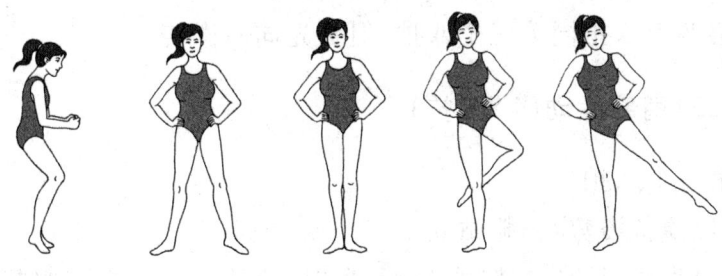

图 7-20

二、健美操健身套路——以青年健美操为例

(一) 头部运动(4×8 拍)

第一个八拍

(1)预备姿势:分腿站立,两手叉腰。

(2)步伐:分腿站立,1～2 拍,头前屈;3～4 拍,还原;5～6 拍,头后屈;7～8 拍,还原。

(3)手臂:两手叉腰。

(4)手型:虎口向内。

(5)面向:1 点。

第二个八拍

(1)步伐:分腿站立,1～2 拍,头左侧屈;3～4 拍,还原;5～6 拍,头右侧屈;7～8 拍,还原。

(2)手臂:两手叉腰。

(3)手型:虎口向内。

(4)面向:1 点。

第三个八拍

(1)步伐:1～4 拍,分腿站立,头向左微绕;5～8 拍,分腿站立,头向右微绕。

(2)手臂:两手叉腰。

(3)手型:虎口向内。

(4)面向:1点。

第四个八拍同第三个八拍,但头先向右微绕。

(二)肩部运动(4×8拍)

第一个八拍

(1)预备姿势:分腿站立

(2)步伐:1拍,左脚跟提起;2拍,还原;3拍,右脚跟提起;4拍,还原;5～8拍,同1～4拍。

(3)手臂:手臂自然垂于体侧。1、5拍,左肩上提;3、7拍,右肩上提。

(4)手型:五指并拢。

(5)面向:1点。

第二个八拍同第一个八拍,第三、四个八拍同第一、二个八拍,方向相反。

(三)体侧运动(4×8拍)

第一个八拍

预备姿势:分腿站立

(1)步伐:分腿站立,1～2拍,上体向左侧屈;3～4拍,还原;5～8拍,分腿站立,同1～4拍。

(2)手臂:两手相握上举。

(3)手型:呈自然弯曲。

(4)面向:1点。

第二个八拍同第一个八拍,第三个八拍同第一个八拍,方向相反。

第四个八拍

(1)步伐:1拍,脚尖内收;2拍,脚跟内收;3～4拍,同1～2拍;5～8拍,同1～4拍。

(2)手臂:自然垂于体侧。

(3)手型:五指并拢。

(4)面向:1点。

(四)前走点地(4×8拍)

第一个八拍

(1)步伐:1~4拍,左腿开始前走4步;5~6拍,左腿开始踏触;7~8拍,同5~6拍,方向相反。

(2)手臂:1~4拍,自然摆臂;5、7拍,直臂前伸;6、8拍,手臂还原。

(3)手型:1~4拍,呈自然握拳;5、7拍,掌心向下,五指分开。

(4)面向:1点。

第二个八拍:1~4拍,左腿开始后退4步;5~8拍,同上个八拍,第三、四个八拍同第一、二个八拍。

(五)踏触(4×8拍)

第一个八拍

(1)步伐:1~2拍,左脚开始step touch;3~4拍,同1~2拍;5~8拍,同1~4拍,方向相反。

(2)手臂:1~2拍,两臂胸前平屈经体前向下至体侧;3~4拍,同1~2;5~8拍,同1~4拍。

(3)手型:握拳,拳心向下。

(4)面向:1点。

第二、三、四个八拍同第一个八拍。

(六)V字步+侧点(4×8拍)

第一个八拍

(1)步伐:1~4拍,左脚开始的V字步;5拍,左脚侧点地;6拍,左脚收回;7~8拍,同5~6拍,方向相反。

(2)手臂:1~4拍,两臂由胸前交叉打开至体侧;5、7拍,两臂由腹前交叉打开至体侧斜下45°;6拍,两臂腹前交叉;8拍,还原。

(3)手型:1~4拍,五指分开;掌心向下;5~8拍,五指并拢,掌心向后。

(4)面向:1点。

第二、三、四个八拍同第一个八拍。

(七)交叉步+半蹲(4×8拍)

第一个八拍

(1)步伐:1~4拍,左脚开始的侧交叉步;5~6拍,左脚向侧呈半蹲;7~8拍,左脚收回。

(2)手臂:1~4拍,两手叉腰;5~6拍,臂胸前平屈向外绕两圈;7~8拍,左脚收回,同时胸前击掌两次。

(3)手型:1~4拍,虎口向内;5~6拍,握拳,拳心向下。

(4)面向:1点。

第二个八拍同第一个八拍,方向相反,第三、四个八拍同第一、二个八拍。

(八)跳跃运动(4×8拍)

第一个八拍

(1)步伐:1~4拍,前跑4步;5~8拍,开合跳两次。

(2)手臂:1~4拍,屈臂向前推;5~6拍,手臂打开至侧上举,然后收至胸前交叉;7~8拍,同5~6拍。

(3)手型:1~4拍,十指弯曲;5、7拍,五指分开;6拍,握拳,拳心向内。

(4)面向:1点。

第二个八拍同第一个八拍,但为向后跑,第三、四个八拍重复第一、二个八拍动作。

(九)点跳(4×8拍)

第一个八拍

(1)步伐:1~2拍,左脚开始向左前方点跳一次;3~4拍,同1~2拍,方向相反;5~8拍,同1~4拍。

(2)手臂:1~2拍,手臂经胸前交叉向后摆动;3~4拍,同1~2

拍;5~8拍,同1~4拍。

(3)手型:握拳。

(4)面向:1点。

第二个八拍同第一个八拍,但为左脚开始的向后点跳,第三、四个八拍重复第一、二个八拍。

(十)踏触(2×8拍)

第一个八拍

(1)步伐:1~2拍,左脚开始的踏触;3~4拍,与1~2拍相反;5~8拍,同1~4拍。

(2)手臂:1~2拍,两臂前伸,然后收于腰间;3~4拍,同1~2拍;5~8拍,同1~4拍。

(3)手型:1拍,拳心向下;2拍,握拳;3~4拍,同1~2拍;5~8拍,同1~4拍。

(4)面向:1点。

第二个八拍

(1)步伐:原地踏步。

(2)手臂:1~4拍,手臂由体侧至斜上举;5~8拍,还原。

(3)手型:1~4拍,五指并拢,掌心向下;5~8拍,五指并拢,掌心向下至自然垂于体侧。

(4)面向:1点。

第三节 球类运动

在球类运动康复健身中,三大球和三小球是人们的首选,本章主要就易于开展、健身与康复效果良好的乒乓球、羽毛球健身技术进行分析。

一、乒乓球健身技术指导

(一)握拍健身技术

1. 直拍握拍法(以右手握拍为例)

以直拍快攻式握拍为例,拇指第一指节和食指第二指节握拍,使拍柄压住虎口,拇指与食指之间的距离要适当;其他三指自然弯曲,中指第一指节顶住球拍的后上部。

2. 横拍握拍法(以右手为例)

虎口贴住拍肩,中指、无名指和小指自然握住拍柄,拇指在球拍的正面轻贴于中指旁边,食指自然伸直斜贴在球拍的背面。

(二)发球健身技术

1. 平击发球

(1)正手发平击球

以左脚在前的近台站位为例。身体稍微右转,重心偏右脚。左手的掌心托球放于体前偏右侧,右手持拍于身体右侧。左手将球向上抛起,同时右臂稍向后引拍;当球开始回落时,持拍手由身体的右后向前挥拍;在球下降接近球网高度时,将球拍稍前倾,击球的中上部。击球后,前臂和手腕应随势向前挥动,身体重心随之移向前脚。

(2)反手发平击球

以右脚在前的近台靠中线偏左站位为例。身体稍微向左转,左手掌心托球放于身体前方偏左侧,右手持拍于身体前方。左手将球向上抛起,同时右臂外旋,并向身体左侧后方引拍;当球开始回落时,持拍手由身体的左侧后方向右前方挥拍,拍形稍前倾成半横状;在球下降接近球网高度时,击球的中上部,同时向右前方发力。击球后,手臂随势前挥,身体迅速还原,重心随之移至前面的脚。

2. 发短球

发短球技术击球动作小,出手较快,能够有效牵制对方。发短球主要靠手腕和前臂摩擦发力,向前用力时力度不要太大,可以加上回收的力量。这样就能发出旋转比较强的短球。关于摩擦球的部位,要求第一跳弹在本方球台中段,这样才能以短球控制对方。

3. 发高抛球

以正手高抛发球为例。正手高抛发球首先应注意抛球的稳健性,抛球手的肘部要贴近身体左侧,尽量让球在抛起时接近于垂直状态,使球在身体的右侧前方降落。当球下降至大约与头部高度相同时,持拍手由右上方向左下方挥动。此外,要注意避免击球点离身体过远,一般在右侧腰前 15 厘米左右为宜。

(三)接发球健身技术

1. 接侧旋球

接侧旋球最重要的是对拍形和用力方向进行调整。如果对方发右侧旋,拍形应偏向对方左角,触球时稍向对方左边用力。如果对方发左侧旋,拍形应偏向对方右角,并稍向对方右角用力。

2. 接下旋球

接下旋球时,若用推挡回接,稍向后仰球拍,下降前期击球,触球瞬间有向上摩擦球的小转腕动作;用拉球回接时,击球时间为下降前期,向上多用些力。若来球下旋强烈,可稍后仰拍形;用搓球回接时,以来球下旋强度为依据对拍形和用力方向进行调整。下旋强烈时,拍形后仰,向前多用力。反之,减小拍形后仰度,向下多用力。

(四)攻球健身技术

1. 正手攻球

以正手快带为例。左脚稍前,身体重心放于右脚,身体稍向右转。击球前适当拉开上臂与上身的距离,前臂、手腕自然弯曲。拍面前倾并固定手腕,使球拍高于击球点。击球时,动作要小,要求腰髋带动上体向左转动,在球的上升期击球的中上部。以前臂为主向前迎球,并利用来球前进的力量将球带出。快带中适当控制球的速度和落点变化有利于从被动转为主动。

2. 反手攻球

反手攻球技术动作幅度大、力量重、球速快、攻击性强,是还击半高球的一种有效的手段,也是得分的一种重要的手段。以反手扣杀为例。扣杀时,握拍手的上臂应靠近身体,右脚稍前同时前臂做旋外动作,拍形稍垂直。拍触球瞬间身体重心上调,食指压拍,拇指放松使拍形稍前倾,在来球的高点期击球的左侧中上部,前臂快速向右前方发力。

(五)挡球和推挡球健身技术

1. 挡球

以右手为例。两脚平行或左脚稍前,身体离球台大约 50 厘米。击球之前,前臂应与台面保持平行并伸向来球。拍触球时,前臂和手腕要稍向前移动,主要是借助对方来球的反弹力把球挡回。在上升期,击球的中部,拍形与台面接近垂直。击球之后,快速收回球拍,快速还原成击球前的准备姿势。

2. 快挡

以正手快挡为例。准备击球时,前臂要稍向右移动。如果要挡直线,当球从台面弹起时,前臂要快速向前迎球,手腕应略向外展,拍稍微竖起,让拍面对着对方左角,在上升期击球中上部,拍形要稍前倾。如果挡斜线,手腕稍向内转,让拍形对着对方右角,触球的中上部。

3. 加力推

站位为球台中间或偏左,身体离台约 50 厘米。两脚平行或右脚稍前,两膝微屈,收腹含胸,身体向前或略向左转;右上臂和肘关节靠近身体右侧,前臂外旋并向上提起,引拍至身前或偏左,与球网同高或略高,拍面稍前倾。来球飞越球网时,上臂、前臂和手腕向前,挥拍迎球,同时,腰、髋向左转动,在来球的上升后期或高点期,以前倾的拍形推击球的中上部。球拍击球瞬间,上臂、前臂和手腕向前上方发力推压,腰、髋亦协助用力。击球后,手和臂顺势向前下方挥动,并迅速还原成准备姿势。动作过程中,身体重心从左脚移到右脚上。

(六)搓球健身技术

1. 摆短

以正手搓球摆短为例。击球者右脚前移,靠近球台,球拍向右侧后方引,拍面稍后仰,在来球的上升期击球的中下部,前臂向前下方挥动,同时手腕适当配合发力。击球后,随挥动作应稍小,并迅速还原至准备姿势。

2. 搓转与不转球

击球作用力是否通过球心决定是否形成转与不转球。搓转球时,除击球速度、击球力量和拍面后仰角度要加大以外,还要在球拍切击球时摩擦球的中下部,使其作用力远离球心,形成较旋转的球。而搓不转球时,减小拍面后仰角度,手腕向前用力,击球中下部并向前上推送,使击球力量接近或通过球心,这样就形成相对的不转球。另外,还要注意搓球时动作的一致性。

(七)削球健身技术

1. 近削

以反手近削为例。击球前,前臂上提,球拍稍竖;击球时,以前臂发力为主,手腕配合向前下方压球,在来球高点期或下降前期摩擦球的中部或中下部,击球后无前送动作。

2. 远削

以正手远削为例。两脚分开,右脚稍后,身体略向右转,手臂向右后上方移动,前臂提起,球拍上举。在来球下降后期,随着身体向左转动,上臂带动前臂同时向左前下方用力,拍面后仰,触球中下部,手腕有一摩擦球的动作。

(八)弧圈球健身技术

以正手直握拍前冲弧圈球为例。击球前前臂在腰、髋的带动下向右后方引拍,身体重心移至右脚。当球拍与来球高度相同或稍低于来球时,拍形稍前倾,手腕屈(横握拍者手腕内收);击球时,前臂在腰、髋和大臂的带动下在来球的上升后期和高点期,在身体侧前方向左上方挥拍,以向前为主且略向上发力摩擦击球的中上部。击球瞬间,肘关节呈110°~140°,手腕伸(横握拍者手腕外展),手指手腕快速摩擦球;击球后手臂随势向左前上方挥动,保证力量充分作用于来球,并迅速还原以备下次击球。

二、羽毛球健身技术指导

(一)握拍健身技术

以正手握拍为例,正手握拍一般应用在来球位于身体右侧的正手位,以及中路偏反手位的后场头顶位(图7-21)。动作方法如下。

(1)左手握住球拍的中杆,拍框与地面垂直。

(2)右手虎口对准拍柄斜棱上的第二条棱线。

(3)用与握手相似的方法握住拍柄,拇指和食指与拍柄两侧的宽面紧贴,其余的三指自然地将拍柄握住,五指与拍柄呈斜形。

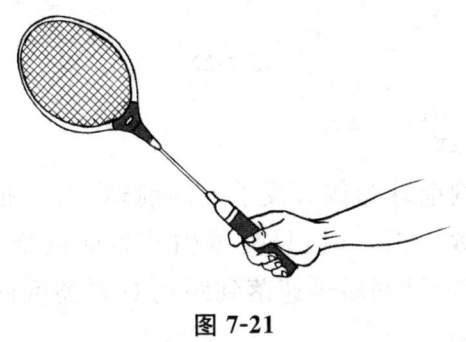

图 7-21

(二)发球技术与接发球健身技术

1. 发球技术

一般情况下,单打中多采用正手发球,双打中多采用反手发球。

(1)正手发球

以正手发后场高远球为例。发球时,左手持球,自然弯曲置于胸前,右手持拍向右后上方摆起,身体重心前移,右脚跟提起。左手放球使其下落,在右臂向前上方挥动的同时,右脚蹬地,腰腹向正前方转动。使下落的球与拍面在身体右侧前下方的交叉点碰触,球触拍面的中上部。击球时,握紧球拍,闪动手腕,向前上方鞭打击球,手臂随击球后的惯性自然往左肩上方挥起,身体重心也由右脚移至左脚。击球后,双膝微屈,重心下沉,做好回击对方来球的准备(图 7-22)。

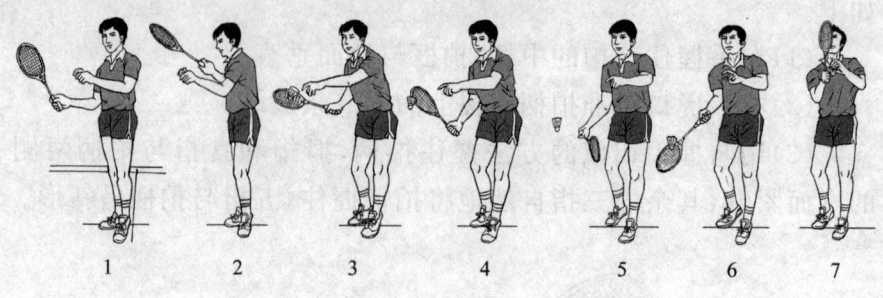

图 7-22

(2)反手发球

以反手发网前球为例。反手发网前球时,球拍的挥动方向与反手发平球一致。击球时,只需球拍从后向前推送,拍面以切削的方式击球,使球过网后迅速落到距离对方场区的前发球线不远的位置(图7-23)。

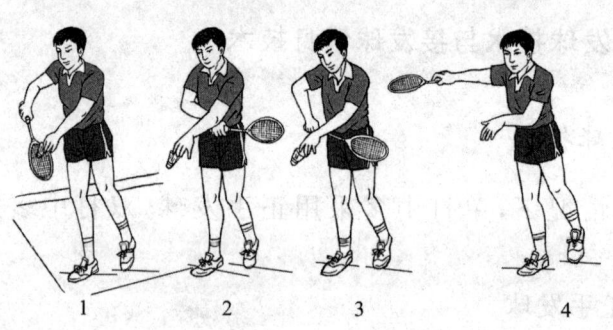

图 7-23

2. 接发球技术

为了更好地接到对方的发球,首先要提高后场的击球能力。在单打中多采用发高远球或平高球,可以用吊球、杀球或平高球还击。当对方发平快球时,可采用平高球、平推球、劈吊、劈杀还击,以便掌握主动权。也可用高远球还击,充分做好再次还击的准备,要加强预判能力。

(三)击球健身技术

1. 前场击球技术

以正手放网前球为例。正手握拍,球拍向右前上方斜举。右脚向右侧前方迈一大步成弓步。击球时,右臂带动手腕稍后伸,小臂稍外旋,手腕向右后方伸,右手轻松握拍,在手指手腕的控制下,轻击球托底部将球轻送过网。击球后快速还原以便为下次击球做准备(图7-24)。

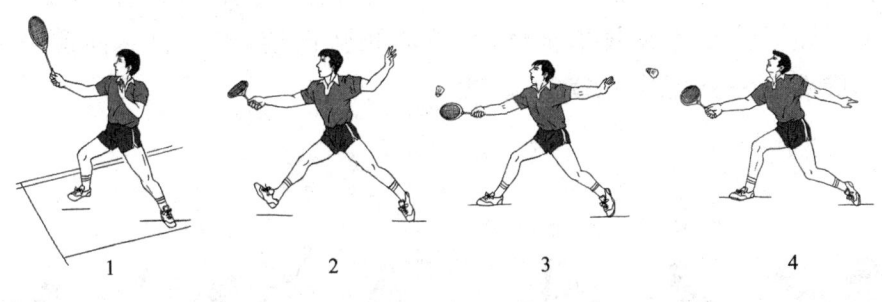

图 7-24

2. 中场击球技术

以正手中场抽球为例,判断来球线路,确保移动到位,右脚向右侧跨出,侧身对网,重心向右侧转移,右臂侧上摆,前臂稍外旋。击球时,前臂带动腕部由下往右侧平地抽压,抖动挥拍。击球后快速还原,身体重心置于两脚之间,为下次击球做准备(图7-25)。

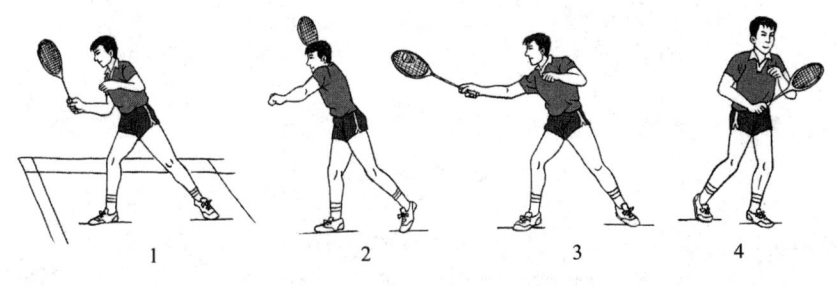

图 7-25

3. 后场击球技术

以后场击高远球为例。

后场击高远球包括后场正手、头顶和反手三种击法。以正手击高远球为例。在准确判断来球的前提下迅速移动到位,站在球下落的左下方,侧身左肩对网,重心在右脚上,右臂屈肘自然举拍于右肩上方,左手自然高举,待球下落到合理的高度时,右脚蹬地转髋,同时右臂向前转动以使肘关节朝前并高于肩部,拍头向下。球拍贴背与地面垂直,放松握拍。击球时,在蹬地、转体收腹的协调用力下,大臂带动小臂向前上方甩腕,在高点期击球。击球后,手臂顺惯性随挥并收拍至体前,重心顺势向前,右脚自然向前跨出成准备姿势(图 7-26)。

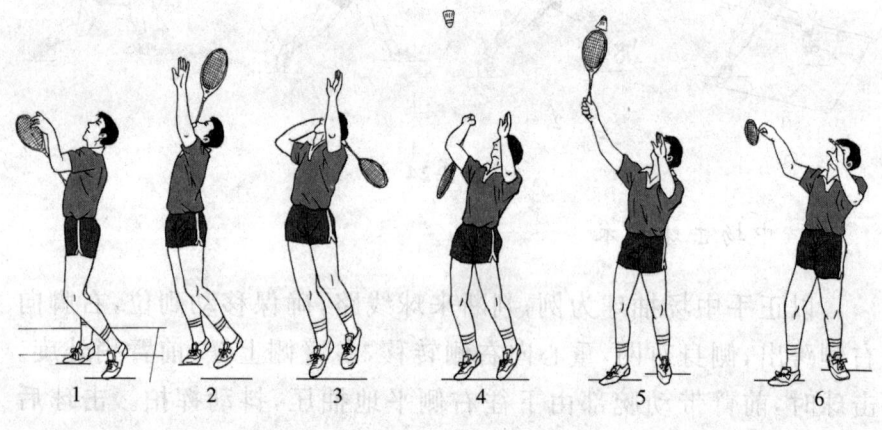

图 7-26

第八章 特殊人群运动康复干预与全面健身实现

随着社会经济水平的提高,人们的生活条件大大改善,与此同时,快速的生活节奏和较大的竞争压力也对人们的健康生活造成了影响。在这一社会背景下,糖尿病、高血压和冠心病成为现代社会中人们普遍患有的病症。对于这些患者群体而言,为了身体康复,控制病症恶化,重新获得健康,必须从事科学合理的运动锻炼。此外,残疾群体也需要通过运动锻炼来恢复功能,增强体质。本章主要研究糖尿病、高血压和冠心病三类患病群体和残疾群体运动康复与健身的科学方案。

第一节 糖尿病人群运动康复与健身

一、糖尿病概述

糖尿病(Diabetes Mellitus)是由遗传、免疫系统功能紊乱、微生物感染等多种因素导致的身体内胰岛素分泌不足(Ⅰ型糖尿病)或功能障碍(Ⅱ型糖尿病)而引发的身体内对于糖、蛋白质、脂肪、水和电解质等一系列代谢活动出现紊乱的综合征。临床表现主要以身体内血糖指标高于标准为特点。如果对于人体内血糖的控制失效,会引发并发症,导致肾、眼、足等部位的衰竭病变,且无法治愈。

现代科技的发展和经济水平的提高使人们的日常生活发生了巨大的变化,这种变化主要体现在人们的生活更加方便,以往需要身体力行的事物在不断减少。这在方便人们生活的同时也给人们带来了一些弊端,通俗的说,由于科技使人们变得越来越懒,在家中甚至坐在沙发上就可以控制家里的一切,如开灯、看电视、打电话、加热食物等。人们的"懒"为他们的身体健康埋下了不小的隐患,糖尿病就是其中之一,世界卫生组织将其认定为21世纪最严重的慢性病之一,并与国际糖尿病联盟共同确定每年的11月14日为"世界糖尿病日"。随着经济的发展和人民生活方式的改变,无论是在发达国家还是发展中国家,糖尿病的发病率均呈逐年上升趋势。据报道,世界范围内60岁以上者糖尿病发病率高达20%以上,20~60岁之间的人群也有较高的发病率。中国糖尿病的流行程度也正在增加。

一般在医学领域将糖尿病分为Ⅰ型糖尿病和Ⅱ型糖尿病两种类型。Ⅰ型糖尿病的诱发因素多为胰岛素分泌不足或缺乏引起,而Ⅱ型糖尿病的诱发因素则多为胰岛素抵抗。二者还有以下区别。

(1)Ⅰ型糖尿病也称胰岛素依赖型糖尿病,多发生于青少年,需依赖外源性胰岛素补充以正常血糖浓度,常伴有病毒感染,起病快,发展急骤,典型症状主要为尿频/口渴、饥饿、快速的体重下降、体弱倦怠、易怒、恶心呕吐等。

(2)与Ⅰ型糖尿病发病数量相比,Ⅱ型糖尿病占糖尿病总数的比例90%~95%。它的产生与人体的体重增加、营养摄入过多但消耗过少有着很大的关系。有些Ⅱ型糖尿病患者也需口服或注射胰岛素来刺激胰腺分泌更多的胰岛素。Ⅱ型糖尿病的治疗包括节食和运动,以降低体重控制血糖。关于两种类型糖尿病的比较总结见表8-1。

表 8-1　Ⅰ型糖尿病和Ⅱ型糖尿病特征比较

特征	Ⅰ型糖尿病	Ⅱ型糖尿病
发病率	5%～10%	90%～95%
发病年龄	<20岁	>20岁
发病情况	快速	缓慢
家庭史	不明显	明显
治疗	必须使用胰岛素	必要时须使用胰岛素
胰腺分泌胰岛素量	没有或几乎没有	正常或较多
酮酸中毒	常见	少见
体脂	正常/消瘦	多有肥胖倾向或超重

关于人体血糖正常值和糖代谢异常的诊断,其主要是依据血糖值与糖尿病并发症的关系来确定。在今天,医学研究和临床诊断常用的标准和分类方式有WHO(1999年)标准和美国糖尿病学会(ADA)2003年标准。而我国目前则主要采用WHO(1999年)糖尿病诊断标准,见表8-2和表8-3。

表 8-2　糖代谢分类

糖代谢分类	WHO 1999/(毫摩尔/升)	
	空腹血糖	餐后2小时血糖
正常血糖(NGR)	<6.1	<7.8
空腹血糖受损(IFG)	6.1～7.0	<7.8
糖耐量减低(IGT)	<7.0	7.8～11.1
糖尿病(DM)	≥7.0	≥11.1

表 8-3 糖尿病的诊断标准

糖尿病	静脉血浆葡萄糖水平/（毫摩尔/升）
1. 糖尿病症状（典型症状包括多饮、多尿和不明原因的体重下降）加(1)或(2)或(3)	
(1)随机血糖（指不考虑上次用餐时间，一天中任意时间的血糖）	≥11.1(200)
(2)空腹血糖（空腹状态指至少8小时没有进食热量）	≥7.0(126)
(3)无糖尿病症状者，需另日重复检查明确诊断	≥11.1(200)
2. 无糖尿病症状者，需另日重复检查明确诊断	

如果仅仅是通过检查空腹血糖来检查血糖的话，那么糖尿病的漏诊率就会增高。因此，我国目前对血糖的检查方法为既检查空腹血糖，又检查口服糖耐量实验（OGTT）后2小时的血糖值。口服糖耐量实验（OGTT试验）是在当血糖升高的程度未达到糖尿病诊断标准，使诊断不能确诊时而进行的糖尿病检验措施。方法是让患者在空腹情况下口服75克葡萄糖，于2小时后抽血检查血糖水平。除上述两种检查方法外，还要对注意糖耐量异常（IGT）和空腹葡萄糖受损（IFG）这两类人群，前者是指空腹血糖未超过7.0毫摩尔/升，但OGTT试验2小时后的血糖水平升高，超过正常的7.0毫摩尔/升，但仍未达到11.1毫摩尔/升的糖尿病诊断标准的人群。后者是指空腹血糖升高，也未达到糖尿病的诊断标准，即空腹血糖在6.1~7.0毫摩尔/升之间的人群。这两类人群被称为是Ⅱ型糖尿病的后备军，即发生Ⅱ型糖尿病的危险性非常高。据报道，每年有大于5%的IGT者将发展成为Ⅱ型糖尿病。

二、糖尿病人群运动康复与健身指导

对于糖尿病患者来讲，科学合理地参加体育运动锻炼是缓解病症最有效的方法之一。运动可以有效地对体内摄入的食物进行动员和充分的利用,使营养不至于过分堆积于体内。运动中肌葡萄糖的摄取可增加到 20 倍以上,还可引起机体生理的、代谢的和激素反应的适应和提高,达到控制血糖水平、降低心血管疾病危险因子、改善血脂成分、增加胰岛素敏感性、控制体重等良好的效应。因此,从中便可知道适量的体育锻炼是糖尿病人调节血糖的一个有效治疗手段。

具体到实际当中,运动锻炼对糖尿病患病人群的益处主要表现在以下几方面。

(1)改善血糖。通过运动来增强胰岛素的敏感性,以此来促进体内糖原分解,有效降低血糖水平。

(2)改善血脂。运动能使 HDL 增加、LDL 和 TG 水平降低,从而有利于心脏适能。

(3)降血压。运动能增加心肌功能,增强心脏泵血功能、减缓心率。

(4)减少胰岛素和糖尿病药物用量。运动能降低血糖和体重,从而使糖尿病患者对胰岛素和药物的需用量减少。

(5)强健骨骼和肌肉。体重负荷运动(如走路等)、力量训练(如小计负荷抗阻力练习)有利于骨骼和肌肉的健壮。

(6)降低体重并保持适当的体重。运动能促进能量消耗从而达到降重的效果,坚持运动能使降重效果达到保持。

(7)增加柔韧性。

(8)降低患其他影响健康的慢性疾病的罹患风险。

(9)减缓压力、改善焦虑和抑郁等症状。

(10)提高睡眠质量。改善睡眠、保持良好的精神状态。

(一)Ⅰ型糖尿病人的运动康复锻炼

经过长期的医学研究和临床实践表明,控制Ⅰ型糖尿病的最有效手段就是合理的运动。从整体上讲,对Ⅰ型糖尿病患者实施运动计划的难度在于如何保证好饮食、胰岛素和运动三者之间的协调关系,使得它们具有长期性和规律性。这其中的运动是否有效,完全取决于运动开始前患者是否处于合理控制血糖的状态,即接近正常血糖浓度。图 8-1 显示的是某项长期锻炼计划对合理控制住血糖的Ⅰ型糖尿病者和未使用足够量胰岛素的Ⅰ型糖尿病者影响的比较。胰岛素缺乏会引起酮症状(Ketosis),能合理控制住血糖的Ⅰ型糖尿病者在运动锻炼计划的实施过程中血糖趋向正常,从图示中显示的标记点可以看到血糖基本得到了很好的控制;相反,对照样本未注射足够胰岛素的Ⅰ型糖尿病者却显示出血糖上升趋势。出现不同效应的主要原因是Ⅰ型糖尿病患者由于内分泌失调,在运动适应性和维持血糖恒定方面会受到影响:前者有足量的胰岛素,因此不仅能使血糖在运动中被肌肉所用,而且能调节由于肝糖释放所引起的血糖正常升高;而后者由于缺乏足量的胰岛素治疗,运动过程中身体与胰岛素相拮抗的激素(Counter-insulin)将相对强势,因此运动中虽然血糖利用升高,但仍然会出现肝糖释放所引起的血糖升高,从而导致高血糖(Hyperglycemia)。但是任何事情都要有一个合理的度,过犹不及。例如,当给此类患者给予过量外源性胰岛素后,很可能会使血液中的胰岛素浓度居高不下,还可能会刺激身体肌肉组织在运动时对血糖或其他能源过度吸收,进而产生低血糖症状。

现今,糖尿病的发病趋势已经不止在中老年年龄段了,更多的年轻人群体,甚至儿童也开始出现了糖尿病患者,这些小患者发病的原因或有遗传因素,但更多的还与长期不规律的生活习惯有关。那么,针对成年无并发症的Ⅰ型糖尿病患者的运动建议原则,也适用于青少年儿童,但值得注意的是,儿童的血糖具有较大的变异性,它的上升与下降的周期很快,极不稳定。因此,根据这一情况,就要求在运动锻炼时要始终将血糖控制在正常的范围,为达到这一目的,就需要有专人监控和协助患者运动。此外,在青少年成长期间,激素的改变会使血糖的调控更加困难与复杂,尽管如此,规律运动对于儿童少年Ⅰ型糖尿病患者是安全且有益的。

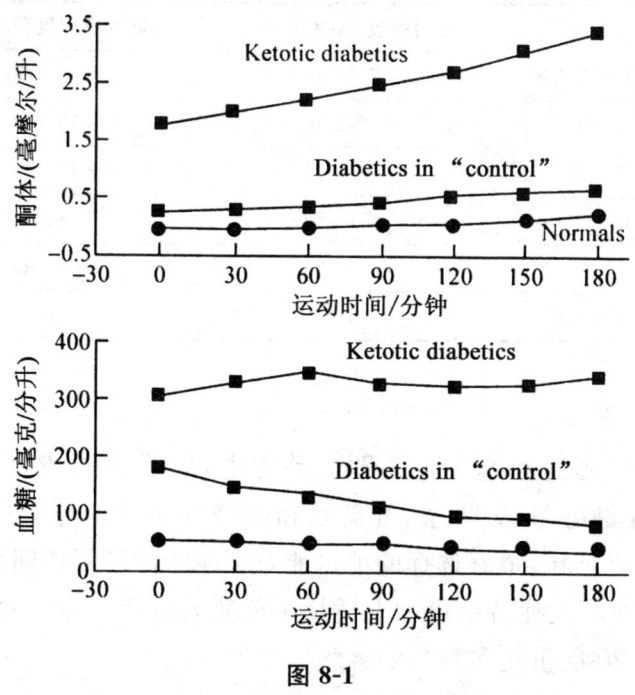

图 8-1

1. 运动康复健身计划

(1) 准备活动和整理活动

对于糖尿病患者的运动建议标准与正常人的一样,锻炼方案应包含 5~10 分钟的低强度有氧运动(如走路、骑车等)作为准备活动和整理活动,对于运动时会使用到的肌群应先特别进行温和的伸展运动(Gently Stretched)。准备活动的目的是肌肉、心脏、肺脏能达到进行更高强度运动的准备状态,整理活动的目的是尽快使心率逐渐回复至运动前水平,缓解疲劳。

(2) 运动强度、频率和时间

以中小强度锻炼 3~4 次/周;每次运动 20~30 分钟;心率为 50%~80% 储备心率(表 8-4)。

表 8-4　以 60 分钟运动为基础的运动强度分级

强度	带氧量	相对强度（最大心率％）	自觉疲劳程度分级（RPE）
极轻	＜20	＜35	＜10
轻度	20～39	35～54	10～11
中度	40～59	55～69	12～13
重度	60～84	70～89	14～16
极重度	＞85	＞90	17～19
最大程度	100	100	20

（3）运动模式

宜选择无负重的非竞赛性运动为主，如舒缓的骑自行车、游泳、水中保健练习、太极拳、五禽戏和健身气功等。为避免运动项目过于单调乏味，最好选择的项目能兼顾趣味性以便长期坚持。年轻且无其他并发症者也可加上适量小负荷的力量训练（40％～60％1RM，15～20 次重复次数），勿屏气。

2. 运动康复健身的注意事项

根据前面所述的内容可以知道，防止高血糖和低血糖症的出现是Ⅰ型糖尿病者体育锻炼过程中最需要考虑的，这需要个体在整个运动过程中对血糖浓度进行自我监控，并适时根据锻炼强度、持续时间和机能状态调整糖和胰岛素的摄入量。因此，糖尿病患者在参加运动锻炼时应注意以下几点。

（1）了解血糖对不同类型运动方式的适应性变化。

（2）运动前应进行全方位的体检并应咨询医生建议，有以下症状者尤其注意要与医生讨论运动种类及运动量的设定，并且需要在运动过程中有专业人士的指导和监控。

①年龄＞35 岁。

②年龄＞25 岁，且Ⅰ型糖尿病史＞15 年，或Ⅱ型糖尿病史＞10 年。

③有冠状动脉疾病症状。

④有微血管疾病症状。

⑤自主神经病变。

(3)正使用胰岛素或胰岛素促分泌剂者,如果运动前血糖水平＜100毫克/分升,则应当摄入糖类。

(4)如果血糖水平＞250毫克/分升且出现酮症状,应立即停止运动;血糖水平＞300毫克/分升而未出现酮症状,可减少运动量和强度。

(5)胰岛素或食物摄入量有变时需及时鉴别。

(6)运动过程中随身携带易吸收的糖类:如水果、饼干、饮料等。

(7)伴有自主或外周神经病变、肾病等的糖尿病者需加强锻炼过程中的医务监督。

(二)Ⅱ型糖尿病人的运动康复锻炼

大多数的Ⅱ型糖尿病者的发病周期较为缓慢,而且诱因是日常生活中经常遇到的诸如肥胖、高血压、高胆固醇等,这些都是危险的因素。后通过研究发现,运动和饮食是一切治疗的基础和保障,引发Ⅱ型糖尿病的原因与在日常生活中体力活动缺乏、体质下降、营养的摄入过量但消耗极少等因素相关。为提高胰岛素敏感性、改善胰岛素抵抗,需要长期且规律的体育锻炼的保证,而且对于Ⅱ型糖尿病患者与相关代谢性综合征具有潜在的改善作用,通常Ⅱ型糖尿病患者在运动过程中发生低血糖的状况较少,且规律运动明显有助于增加身体对胰岛素的敏感度来抑制高血糖症状,从而对Ⅱ型糖尿病产生有利的影响。

对于老年糖尿病患病者来讲,长期参与科学、合理、有规律的体育锻炼一方面可以减缓体适能衰退、肌肉质量与肌力的减少,另一方面将体适能维持在一个不错的状态上,使慢性心血管疾病的发生率减少。通过多学科的研究显示,人体老化造成的胰岛素敏感度下降的很大原因都与其身体活动量减少有关,缺乏身体活动者Ⅱ型糖尿病的倾向明显较高,而一旦让老年糖尿病患者加入到有规律的、长期的运动锻炼中,其身体代谢能力可以维持与正常族群一样的状态,且没有太多的负面并发症状发生。

1. 运动康复健身计划

(1)每周安排4~7次中等强度的有氧运动,有条件者最好每日都能运动。每次的运动时间为20~60分钟。

(2)以中等强度运动为主,也可根据运动当日身体实际情况酌情增加运动量或减少运动量。尽量选择能够使全身肌肉都能参与活动的运动,如节律性有氧运动中的慢跑、骑行、游泳、登山等项目。

(3)每周通过运动消耗的体内热量至少达到1 000千卡。

(4)基于过去10~15年的研究资料,美国运动医学推荐,Ⅱ型糖尿病者在健身计划中应当加入抗阻力运动,而且与有氧运动相比,抗阻力运动可以使胰岛素敏感性提高持续稍长时间。因此,在没有禁忌证的情况下,鼓励Ⅱ型糖尿病者每周进行3次力量训练,运动覆盖所有大肌群,每组重复8~10次,重量以患者每组最多能做8~10次为标准(即8RM),逐渐增加到3组。

2. 运动康复健身的注意事项

(1)与Ⅰ型糖尿病相似,Ⅱ型糖尿病者运动前也应进行必要的医学检查,并在运动过程中最好有专业人士的指导和监控。

(2)由于Ⅱ型糖尿病者往往伴随有临界高血压,因此需对运动强度和持续时间进行控制,运动量宜小不宜大。

(3)运动过程中随身携带易吸收的糖类:如巧克力、糖块、饮料等。

(4)运动的安排应遵循循序渐进的原则。活动安排从中等体力强度开始,并且要长期坚持。资料显示,运动引起的胰岛素敏感性改善不会持续很久,国内有学者发现表明终止运动锻炼3天后,已获得改善的胰岛素敏感性会随之消失。

第二节 高血压人群运动康复与健身

一、高血压概述

高血压（Hypertension）是一种以动脉舒张压持续升高为主要表现的慢性疾病，它经常会引起心、脑、肾等重要身体脏器病变并诱发有害身体的并发症，严重的并发症甚至会致人死亡。

统计发现，我国已有 2 亿多高血压患者，而且还在不断增加。我国患有高血压的人群之中，尚不知道自己患高血压的有很大的比例。近年来，我国非常重视国民身体健康情况，而且对医疗体制进行了多项改革，推出了很多惠民政策，医改政策的落实、居民健康档案的建立等有效措施，直接使得我国群众对高血压的知晓率逐步提升，对这种慢性病的认识更加深刻，随之而来的便是治疗率和控制率的提高，但这些方面还算不上中等水平。

高血压在不同年龄段的出现率不同，如它在儿童中并不常见。如果成长过程不是在有规律和正确的生活方式中，那么随着人的年龄的不断增加，患高血压病的概率就会逐渐上升。近年来，高血压病开始往年轻化的方向发展，很多孩子在青春期就可能患病。世界卫生组织（WHO）和国际高血压协会对于 18 岁以上的成年人已经制定了一套病症分级标准，具体见表 8-5。

表 8-5 世界卫生组织（WHO）和国际高血压协会制定的高血压分级标准

类别 Classification	收缩压 Systollc blood pressure	舒张压 Diastolic blood pressure
理想血压 ideal blood pressure	＜120	＜80
正常血压 normal blood pressure	＜130	＜85

续表

类别 Classification	收缩压 Systollc blood pressure	舒张压 Diastolic blood pressure
正常高值 high—normal blood pressure	130～139	80～89
Ⅰ级高血压(轻度) mild hypertension	140～159	90～99
亚组：临界高血压 subgroup：critical hypertension	140～149	90～94
Ⅱ级高血压(中度) moderate hypertension	160～179	100～109
Ⅲ级高血压(重度) severe hypertension	≥180	≥110
单纯收缩性高血压 pure systolic hypertension	≥140	<90
亚组：临界高血压 subgroup：critical hypertension	140～149	<90

二、高血压人群运动康复与健身指导

有效预防高血压，关键就在于尽早鉴别可能致病的因素，这种因素或许是遗传，或者是不正确的生活方式。有时候很多情况是一家人都是高血压病的患者，也许会草率地认为孩子的高血压病症是来自父母的遗传。但需要注意的是，这也很可能是家庭不正确的生活方式导致的，如对于高血压病有重大关系的盐分的过量摄入体内，一家人若从爷爷奶奶就较为口重，那么他们的孩子（也就是孙辈的父母）也会经常性地吃到稍咸的饭菜，当父母习惯了这个味道后，在日后给自己的孩子做饭时，饭菜中的盐分肯定也会较多，如此导致一家人都有极大的患病概率。

运动是防止或延缓血压升高态势的最有效方法，尤其是对于临界高血压或有高血压家族史者而言更是如此,这类人群更应该重视改变不规律和不科学的生活方式进行防治。有研究结果显示,高血压病人经过一次单纯的急性运动或经过长期运动锻炼血压可以下降 5~7 毫米汞柱,一次耐力训练后血压下降能持续 22 小时(运动后低血压),基础血压越高的病人下降越明显。运动虽然不能对所有的高血压病人降压有效,但即使血压不下降,适宜的运动也能降低病人 CHD 危险性。

(一)运动康复健身计划

1. 运动频率

每周至少大于三次,有条件的情况下最好是每天运动,每次持续时间 20~60 分钟。

2. 运动强度

以有氧运动为主,ACSM 建议保持和发展心肺功能的运动处方在很大程度上是适合原发性高血压患者的,因此推荐运动强度可为 40%~85%最大携氧量。Hagberg 报道,目前为止,大多数研究都认为强度低于 70%最大携氧量的运动比强度高于 70%最大携氧量的运动降压效果好,Pescatello LS 等则分析认为 40%~60%最大携氧量范围内的中强度有氧耐力运动能够给高血压患者带来最大限度的好处和最低限度的不良影响。这种中等强度的运动是在大多数人中、老年人的能力之内的。由于许多研究已经证明了无论是正常人群还是高血压患者在一次急性运动后都会出现血压的暂时显著下降,即运动后低血压(Post-exercise hypotension)现象,因此较高的运动频率应该会带来更好的降压效果,但需要注意的是不应用运动总量来代替运动频率。每周通过运动消耗的体内热量至少达到 700~2 000 千卡热能。

3. 运动模式

运动模式的选择要以有氧代谢运动为主，主要选择那些全身性的、有节奏的项目，如太极拳、步行、健身跑、游泳、娱乐性球类等。

4. 针对高血压病的力量训练

目前针对高血压治疗的力量训练主要为循环抗阻训练，其运动治疗的方式为使肌力增加以及使心血管机能得到加强的一系列中等负荷、持续、缓慢、大肌群、多次重复的力量训练。训练以大肌群为主，如腿、躯干和上臂。运动强度为40%～50%最大一次收缩，每节在10～30秒内重复8～15次收缩，各节运动间休息15～30秒，10～15节为1个循环，每次训练2～3个循环，每周训练3次。但是，与有氧运动处方研究相比，力量练习方案研究仍缺乏以高血压患者为受试对象的研究，更多的只是在理论范畴内进行。对这一问题研究的关键点应该放在将增强肌肉力量练习转变为增加肌肉耐力练习上，使有氧运动成为运动的主要代谢方式。具体而言，就是通过选择适当的运动阻力与动作重复次数，组合成适合高血压人群康复锻炼的负荷方案。

在保证安全的前提下，设计个体化运动方案进行循环抗阻训练还应遵循相应的训练原则，运动强度、时间如前所述。训练方式以器械训练为宜，以精确定量。同时在活动时宜采用单侧肢体运动，两侧交替进行，以减轻心血管应激。更重要的是，这种方案的探索和确定需要实时监测受试对象的血压，特别是舒张压。图8-2显示的是刘俊玲等介绍的一种用于降血压的肌肉抗阻运动实验流程，这是一种肌肉抗阻运动试验流程。实施事先拟订的方案并实时监测受试者血压，若血压反应正常则继续该方案，否则尝试降低阻力并增加动作频率，若改进方案后血压反应正常则继续实施该方案，否则尝试减少上肢负荷并（或）增加下肢负荷，如此通过反复尝试而获得适宜的肌肉抗阻练习方案，如经多次尝试终无法获得适宜方案则停止肌肉抗阻练习。

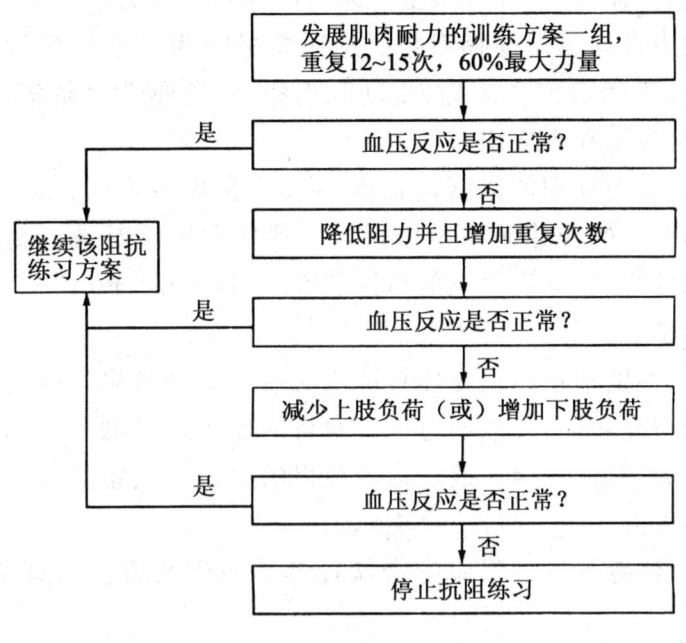

图 8-2

尽管很多领域大量研究了运动降血压的方式,但是就目前的研究结果来看,研究人员对力量训练降血压的最终效果和作用还没有达成一致的观点,导致这一情况的原因在于各项研究的运动方案和观察对象等因素不尽相同,标准不够统一。因此,运动医学界权威机构认定的有关高血压运动处方的内容中仍然未推荐力量训练作为首选运动形式。但是力量训练作为一种能够增强肌肉力量,提高身体素质,促进健康的运动形式,从理论上来讲是不应该被排除在治疗、缓节高血压症状运动处方之外,而是应该继续在目前所掌握的研究结论的基础之上,再对其进行一些可行性修正,让高血压运动处方中的力量训练变得更加安全而有效。

(二)运动康复健身的注意事项

(1)在 WHO 关于高血压病的分级中,体育锻炼适用于那些临界性高血压、轻度和中度高血压,在这几类中具有较好的效果,而对那些中度高血压病患者不仅没有好处,甚至还会有一些损害,特别是伴有左室肥厚、蛋白尿、肾功能不全以及WHO重度高血压病患者均不作选择对象。绝对禁忌证为高血压患者伴有心力衰竭、不稳定型心绞痛、主动脉瓣狭窄、肥厚性心肌病、心动过速、急性感染和眼底出血等。

(2)运动计划的强度应根据病人的症状和体征、总的心血管风险和存在的合并征等心血管状况评估制定。对准备高强度运动计划的超过45岁以上的男性和55岁以上的妇女,平板运动试验可能是必要的。

(3)性别和年龄也是体育锻炼对血压下降效果影响的重要因素。据研究表明,女性通过运动获得的血压下降的效果相较男性来讲更为明显,中年人通过运动获得的血压下降幅度要比青年人和老年人大。

(4)体育锻炼过程应配合饮食等其他生活方式的调节,具体如下。

①伴有超重体形者应降重。
②饮食中保持充足钾、钙、镁的摄入。
③限制饮食中脂肪总量、饱和脂肪酸和胆固醇的摄入。
④降低盐的摄入。限定每日摄入盐6克。
⑤戒烟。
⑥限制酒精摄入。每天饮白酒不得多于30毫升、啤酒不多于720毫升、葡萄酒不多于240毫升。

第三节 冠心病人群运动康复与健身

一、冠心病概述

冠心病(Coronary Heart Disease,CHD)是冠状动脉粥样硬化(atherosclerosis)后心肌血液供应不足所致的一种疾病。这种病症的发病原因多是脂质代谢不正常,血液中的脂质沉着在原本光滑的动脉内膜上,类似粥样的脂类物质堆积在动脉内膜上而成白色斑块,这些斑块随着日久堆积渐渐增多后,将会造成动脉腔狭窄,从而使血流不畅、心脏缺血,产生心绞痛。如果动脉壁上的斑块形成溃疡或破裂,就会形成血栓,血栓的危害巨大,主要是因为它会使整个血管血流完全中断,发生急性心肌梗死,极大地危及人的生命。

血液中的胆固醇含量与冠心病的发生有密切关系,其中低密度脂蛋白(LDL)和高密度脂蛋白(HDL)的含量是决定因素,总胆固醇(TC)与 HDL 的比值可能是确定患冠心病危险的最好指标,此比值小于 3.0 时,表示患病可能性处于低危险位,此比值大于等于 5.0 时,则属于高危险群。美国佛莱明罕心血管研究中心(Framingham Cardiovascular Institute,FCI)建议,维持 TC/HDL 比值小于 4 最为理想。

冠心病是现代社会中的一种常见病,它具有发病率高、死亡率高的特点,对人体的健康有着极大的危害。一般而言,冠心病的发病率是会随人年龄的增加而增高,然而近几年通过统计可以看到,冠心病的发病年龄呈现出年轻化的趋势,这一趋势不得不引起各方再一次对这种常见病的关注和研究。

二、冠心病人群运动康复与健身指导

冠心病对身体的影响确实值得人们给予极大的关注。不过比较庆幸的是,动脉粥样硬化并不是不可改变的,而是通过适当的方法可以出现可逆的现象,如经常性地参与身体训练就对预防冠心病有着重要作用。

运动能防护冠心病的机制可能是以某种形式降低了心肌需氧量使之不超过冠状动脉供氧能力,认为运动可改变冠脉血流的调节、增生并重塑现存血管,增加并发展侧支循环,使冠脉血流量增加,提高心肌的收缩力,改善纤溶系统等。冠心病患者通过适当的运动,可有效控制冠心病的危险因素,降低发病率,明显降低猝死的发生。但运动锻炼要坚持适度适量原则,进行锻炼可增加脂肪消耗,减少体内胆固醇的沉积,提高胰岛素的敏感性,对预防肥胖、控制体重、增加循环功能、调整血脂和改善血压,还有增加毛细血管床及提高身体对氧气的利用能力,增加心脏每搏量。研究报道,适宜的体育锻炼能使冠心病人最大摄氧量增加、工作效率改善、次最大强度运动功率增加,此外,伴随着体重的下降和饮食的调整,还可改善脂质代谢(表现为 TC 降低、HDI 增加)。冠心病人的康复不仅要靠运动,还应该发挥药物、饮食、心理等多因素综合治疗方式的作用。

(一)运动康复健身计划

(1)运动频度每周不少于 3 次。有条件者争取每天运动。

(2)为避开体内肾上腺素和去甲肾上腺素的分泌高峰,建议将运动时间安排在每天下午。

(3)运动时间为 10~20 分钟,总时间控制在 1 小时以内。

(4)运动前注意做好准备活动,根据身体和天气情况安排时间 10~15 分钟或更长;运动结束时要做好放松运动和整理运动,如拉伸、抖四肢等,时间视身体恢复情况安排 5~10 分钟。

(5)运动项目选择要以冠心病患者的病情、年龄、能力、个人爱好为而定。安排的内容主要有氧运动,如散步、快走、慢跑、健身气功、骑行、太极拳及各种娱乐性体育活动等。

(6)建议轻运动强度为宜,由于患者所服药物能降低其最大心率,故不可使用靶心率(Target Heart Rate,THR)的常见公式=220-年龄,推荐使用 170(180)-年龄为其靶心率的计算公式。

(二)运动康复健身的注意事项

(1)在运动准备前期要做好运动负荷试验,据此结果进行心肌缺血和运动耐力评价,并开出运动处方。

(2)运动过程要遵循循序渐进和科学指导的原则,并且锻炼要持之以恒,不可半途而废。为安全起见,可以在运动初期做间歇性低强度运动(运动 1 分钟,休息 1 分钟),8~12 周后逐渐增加运动量。

(3)运动过程中随时根据身体情况进行自我评价,运动开始后定期评估运动效果,如 1 个月、3 个月、6 个月分别进行心肺运动负荷试验,进行评估,以根据个人能力制定符合自身的运动处方。

(4)严格掌握运动的适应征并根据病人的运动危险分类制定运动方案,切忌一套方案用于不同病症程度的患者中。

(5)锻炼要在自我意愿下进行,不能强迫锻炼,在自我感觉良好时进行运动可取的更好的效果。

第四节　残疾人群运动康复与健身

残障群体普遍喜欢健身体操、气功、舞蹈、棋类、太极拳等活动幅度和运动量都较小的项目。这说明适合残障人参加的体育项目的开发力度还不够,各级政府、残联、体育部门和一些经营性体育活动场所都应该在今后努力为广大残障人谋福利,使其能够参加更多的体育活动项目,取得突破性进展。不可否认,绝大多数竞技体育项目都不太适合残障人参加,但在一定的条件下,有些项目也可以在残障人群中推广。视力残障人适宜参加健身操、田径、棋类、游泳、盲人乒乓球、盲人门球、柔道等体育活动。听力残障人适宜参加与健全人相同的体育活动,可向其推建田径、篮球、足球、排球、乒乓球、网球、水球、体操、自行车、游泳、射击等项目。肢残人根据残疾情况分为截肢和其他残疾、脊髓损伤、脑瘫三种类型。截肢和其他残障类型的肢残人参加的体育活动有田径、健身操、举重、棋类、游泳、射箭、轮椅篮球、轮椅击剑、轮椅网球、射击、乒乓球、排球。脊髓损伤类型的肢残人适合参加的体育活动有健身操、田径、游泳、棋类、举重、轮椅击剑、射箭、乒乓球、轮椅篮球、轮椅网球、射击等项目。脑瘫类型的肢残人适宜参加的体育活动有田径、健身操、棋类、游泳、射击、轮椅网球、硬地滚球、乒乓球等。智力残障人可参加益智类运动项目,如地滚球、乒乓球、羽毛球、手球等。

一、听力残障群体运动康复与健身指导

听力残障群体可以参加多种体育活动,但要避免参加强烈旋转、容易增大头颅内压的运动。聋人的体育保健与康复训练手段主要有以下几种。

(一)反应性练习

(1)看教师的手势做向各方向移动的动作。
(2)看不同颜色的卡片做出相应的动作。
(3)看对方手势后,做出相反动作。
(4)双人"影人跑",学前面正常人的动作。

(二)节奏感练习

(1)各种"耍球"练习。
①两脚开立,绕两脚做"∞"字绕环球。
②并腿直腿坐,球经脚、腿,在臀部绕环,分腿坐,再绕环。
③分腿站立,左右手互相传接球,或向上抛球后,双手击掌再接球。
(2)手指或抬平肘关节托住直立的木棍,可以原地踏步,也可以行进间做,使木棍不倒。
(3)左手或右手将静止的球拍起来。
(4)抛起球坐下后接住,或抛起球起立接住。
(5)坐姿双脚夹球,抛球自己用手接住。

(三)平衡性练习

(1)头顶轻物,臂侧平举,沿直(曲)线行走,轻物不掉下来。
(2)用球拍托球走或跑。

(3) 前滚翻。

(4) 绷床上跳跃。

(5) 单腿站立。

(6) 平衡木上走或单腿站立等。

(四) 协调性练习

(1) 原地拍球，转身拍球。

(2) 用单手拍球。

(3) 直臂拍球，用于接球，跳起接球。

二、视力残障群体运动康复与健身指导

(一) 听觉训练

耳朵是盲人感知外界事物最重要的器官，可以弥补视力缺陷。因此应加强听觉训练。

听觉训练主要采用声音信号引导盲人进行体育活动。从效果看，连续的声音比间歇的声音好，声源在正前方比后方为好，声源最好不要在侧方，举例如下。

(1) 跟着正前方声音向前走或跑。

(2) 辨别地上滚动的球的方向，并通过此项训练能够截住或踢到自己左、右侧或正面滚过来的球。

(3) 跟随铃声或其他声音在水中行走、游泳等。

(二) 触觉训练

盲人感知周围世界的主要途径是依靠触觉，因此应加强对这类残障群体的触觉训练。

(1) 用手触摸他人的身体或某个部位，了解做某个动作时的身体姿势。

(2) 用手触摸各种体育器材和设备，了解其形状、硬度及用途等。

(3)用脚触摸地面,感知地面的光滑度和硬度,便于运动,如跑步至转弯处时,脚感知地面凸起和变硬,就会主动转弯跑步。

身体各个部位都可以起到触觉作用,以弥补视盲的缺陷。

(三)定向行走训练

对于盲人而言,了解自己的空间位置,学会占有空间并合理使用空间非常重要。因此应多进行定向行走训练。

(1)一人站在某处,拍一下手,训练盲人找人。

(2)以长绳为引导线,盲人直线走或跑。

(3)在他人陪同下,在生活或学习地区内进行短距离的快乐的散步,熟悉以后,盲人独立进行。

(4)盲人滚出带音响的球,球停在某处后,盲人自己去找到这个球。

(5)盲人门球运动非常适合盲人参加,门球是一项由盲人和其他视力残疾的运动员参加的特殊运动。比赛在两队间进行,每队在场上有三名球员。为了避免有残余视力带来的优势,比赛时所有选手都必须用黑色眼罩遮住双目。门球所用的球中有发声器,不断发出声音,以便于盲人运动员依靠声音辨别球的方位。此外,比赛场地上有可以触摸的标记,这样运动员可以知道自己的位置。门球的规则十分简单。攻守两方各占场地两端。一方先掷,球必须在距离掷球方一端底线 6 米内接触地面一次。防守的一方则一般在球门前分散开来,用身体阻挡对方掷来的球。射门成功,攻方得 1 分。如果球被守方阻挡出界,双方则交换掷球权。

柔道运动被失明及弱视人看作是体育锻炼与娱乐的重要手段。这项运动皆按照健全人士的运动方式进行。此项接触性运动有助失明或弱视人提高灵敏性及活动技巧,并且可强身健体。需要注意的是,必须在有弹性的地板或台上安排游戏或比赛场地。

三、肢残人运动康复与健身指导

(一)截肢群体

1. 驾驶轮椅

下肢截肢人行动的主要方式是坐轮椅,截肢人坐轮椅既可参加身体锻炼,又可参加体育竞赛。因此,截肢人要学习驾驶轮椅,使轮椅与身体紧密地结合为一体。

轮椅一般用手驱动前进和制动,就应当学会驱动、变向、转圈、上下坡和急停等技术。轮椅应在不同地面上行驶。老年人的轮椅后轮要大些,这样轮椅后倒时,扶手可以支在地上,上面乘坐者不致摔伤。截肢人要学会自己上轮椅。坐10分钟左右可用手支撑"站立"一段时间,一方面防止褥疮;另一方面可促进血液循环,提高机体平衡能力。乘轮椅出发时,轮子要正,不要打横。起动时要推大轮的辐条,移动3~5米时,再推小轮子;手轮处于髋关节水平部位为好。手用力要匀,不要突然发力。出发时,手在身体前边推辐条,否则会使轮椅前部翘起来。轮椅转弯时外面手的力量要大些,身体向内倾斜。手握推手轮不要太紧,最好是推一压一。

2. 轮椅网球

轮椅网球同样适合截肢人参加。轮椅网球起源于20世纪70年代的美国,后来在国际上得到了迅速的发展,1992年巴塞罗那伤残人奥运会上成为正式比赛项目。轮椅网球沿用一般网球的规则,唯一不同的是容许网球在自己场区内两次反弹。运动员必须有经诊断的行动残障才能够取得参赛的资格。伤残人奥运会比赛包括单打和双打。在伤残人奥运会之外,轮椅网球运动员可以参加世界各地的很多其他比赛。每年底,国际网球协会决定国际和各国的选手排名。坐着灵敏度很高的运动轮椅在一般网球场上运动,要学会灵活及快捷地控制轮椅。

3. 轮椅篮球

轮椅篮球适合截肢群体参加,轮椅篮球像普通篮球一样具有技术和体力的挑战,闪电般的速度等特点和魅力,这也是它成为伤残人奥运会中最引人注目的一项运动的原因。轮椅篮球对场地、球篮高度的要求和普通篮球一样,这就为残障朋友参与此项活动提供了方便。游戏规则上唯一的不同是每次传球前可以推两下轮椅。参加轮椅项目的残障人中的每名成员依据残障情况有从1~4.5分的不同积分,残障越严重,分数越低。每队的最高残障分数总和是14分。举例来说,胸椎截瘫为1分;腰椎截瘫或是双下肢膝关节以上截肢为3分;单下肢膝关节下截肢为4.5分。所有参与者坐在灵敏度较高的篮球轮椅上活动,而比赛规则也经过改良以配合坐在轮椅上运球前进,其他的规则与一般篮球运动相同。此项目很适合对团队活动有兴趣的残障人参加。

(二)截瘫群体

截瘫是因为脊髓受伤而造成的。截瘫可影响肌肉逐渐萎缩、丧失有关的感觉和知觉、某些器官功能受损(如膀胱失控等)或失去某些活动能力等,严重的有生命危险。所以,外伤性截瘫者应在早期积极抢救与治疗,加强护理工作,争取脊椎骨折、脱臼达到复位和脊髓功能早期得到最大程度的恢复。脊髓功能未能恢复的人应积极加强功能训练,进行康复活动,防止关节、韧带和附近肌腱粘连,保持肢体关节正常活动。

体育是非常有效的康复手段,对于促进全身肢体的血液循环和正常的新陈代谢、恢复机体及肢体的功能有积极的作用。对于截瘫人来说,体育的作用非常特别,而且更加重要。截瘫人在卧床初期,活动急剧减少,机体代谢能力降低,内脏功能减弱,严重影响健康;而且情绪容易烦躁,影响正常心理。此时进行康复体育锻炼具有重要的意义,如预防并发症;保证肌肉正常的代谢活动;防止关节粘连、韧带挛缩和肢体骨质疏松;增强工作和生活的信心等。

截瘫患者的康复运动指导如下。

1. 基本练习

截瘫患者的体育康复锻炼以保持关节正常结构的功能为基本内容,如经常变换体位、穿戴夹板、被动运动和牵引活动等。在下地活动之前,在床上做体操(上肢主动性活动、下肢被动性活动)练习、床上坐起练习以及"截瘫操"练习。截瘫患者应适当做一些增强上、下肢和躯干肌力的练习,以恢复体力。到一定时期,可以做些基本的联合动作,如扶床站立—靠墙站立—扶双杠站立—扶拐杖站立—自己站立。起初需有人照料,时间从5分钟开始逐渐延长,由双腿站立过渡到单腿站立。在站立基础上练习行走,扶双杠站立后,轮换做两腿的提腿、抬腿、摆腿、左右转动骨盆。两手扶住双杠,练习移步行走。站在行走车内,一边用力移动下肢,一边带动行走车前进。车后边有一座位,可以休息。架拐杖行走。由"四点步"过渡到"摆动步"截瘫病人必须做一些一般发展练习,尽力做日常生活中力所能及的活动。

2. 地滚球

地滚球适合截瘫人参加,它是西方国家根据残障人的特点开发出来的休闲体育项目。可分为站立组和轮椅组两种。前者可供上身截肢、痉挛及失明人士参与,后者适合下身截肢、瘫痪或小儿麻痹等残障人参加,此项运动在草地或室内运动场上进行。此项目强调耐性及智力,特别适合严重痉挛人士。在一个12×6米之范围内,坐在轮椅上向着指定目标抛掷软皮圆球或木制球,争取接近目标而获取胜利。而手部活动困难的残障人可利用辅助器材进行运动。

(三)脑瘫群体

脑瘫分为身体和精神上的障碍,轻者经过康复训练后,生活能够自理,严重者一生都需要监护。脑瘫病人临床上分为痉挛型、强直型、手足徐动型、共济失调型四种类型。体育是脑瘫病人康复的重要手段。对此,国外学者提出了14种运动疗法,具体包括:按摩;被动活动;助力活动;主动活动;抗阻活动;条件活动;混合活动;复合活动;休息;松弛;松弛位活动;平衡;吩咐患者做握、取、放物品等动作;技能练习。

下面简单阐述一些适合脑瘫患者参与的运动康复方法。

1. 走、跑练习

先练习增强踝关节肌肉韧带力量的动作;先沿直线行走(注意脚型正确),距离逐渐加长,然后过渡到能跑步。

2. 协调练习

练习时放松身心,不要有心理压力。

3. 协调性和准确性练习

如摆放积木和插板练习;按照口令将手和足指向一定方向或放在一定的位置;向一定方向投球、踢球、滚球;与医务人员练接球、玩球、传球等。

4. 骑三轮车

脑瘫患者手能握把,要将脚固定在脚蹬子上,就能蹬车行进,直线或曲线均可。

5. 游戏练习

不能步行的患者可以集体练习某些游戏性的动作,如在地板上滚圈;俯卧在垫子上成圆形,距离适当,互相传球等。

参考文献

[1]周建伟.体育保健康复的理论与实践[M].北京:北京理工大学出版社,2017.

[2]牛映雪,鹿国晖,刘杨.体育保健与运动康复技术[M].北京:化学工业出版社,2016.

[3]周桂荣.体育保健与康复(第2版)[M].北京:高等教育出版社,2016.

[4]赵云伟.传统保健体育与养生[M].上海:上海交通大学出版社,2015.

[5]王广兰.体育保健学[M].武汉:华中科技大学出版社,2015.

[6]龙正印,朝明均.民族体育保健概论[M].成都:西南交通大学出版社,2014.

[7]刘忠民,倪维广.体育保健与健康[M].长春:吉林大学出版社,2014.

[8]王佩芸,吕尤焱.体育保健学应用汇编[M].天津:天津科学技术出版社,2014.

[9]王安利,张志廉.体育保健学[M].北京:人民体育出版社,2014.

[10]李若愚.体育保健学[M].成都:四川大学出版社,2014.

[11]姚鸿恩.体育保健学实验指导[M].北京:人民体育出版社,2014.

[12]胡光霞,石峰,杨菊生.现代体育保健与康复[M].长春:吉林大学出版社,2014.

[13]胡英清,宁小春.现代体育保健的理论与方法研究[M].

北京:中国书籍出版社,2014.

[14]何福洋.体育保健实践教程[M].北京:北京理工大学出版社,2013.

[15]翟向阳,卢红梅,苏静.体育保健学[M].杭州:浙江大学出版社,2013.

[16]黄何平,李成.21世纪高校规划教材 体育保健学[M].南昌:江西高校出版社,2013.

[17]邹克扬.体育康复[M].北京:北京师范大学出版社,2011.

[18]张瑞林.体育保健与康复[M].北京:高等教育出版社,2013.

[19]关辉.体育运动处方及应用[M].北京:北京师范大学出版社,2010.

[20]陈文鹤.健身运动处方[M].北京:高等教育出版社,2014.

[21]黄力平,张钧.体育康复[M].北京:高等教育出版社,2006.

[22]杨毛元,易雪虎,张建池.大众健身理论与实践研究[M].长春:吉林大学出版社,2015.

[23]吴国政,胡毅成.球类运动[M].北京:人民体育出版社,2014.

[24]刘国永.实施全民健身战略,推进健康中国建设[J].体育科学,2016(12):3-10.

[25]代毅,张培峰.健身理论与方法[M].成都:四川大学出版社,2010.

[26]国家体育总局.运动健身指南[M].北京:人民体育出版社,2011.

[27]郎朝春.健康体适能与运动处方[M].北京:北京理工大学出版社,2013.

[28]黄涛.运动损伤的治疗与康复[M].北京:北京体育大学出版社,2010.

[29]国家体育总局健身气功管理中心.健身气功:易筋经、五禽戏、六字诀、八段锦[M].北京:人民体育出版社,2005.

[30]张贵敏.田径运动教程[M].北京:人民体育出版社,2007.

[31]杨建华.游泳与救生[M].成都:西南交通大学出版社,2013.

[32]胡良玉,王泽刚.健身健美操实用教程[M].北京:北京理工大学出版社,2014.

[33]欧云海.残疾人体育[M].北京:北京师范大学出版社,2012.